叩问疾病解密健康科普丛书

河南省医学会组织编写

丛书主编 刘章锁 王 伟

探秘乳房

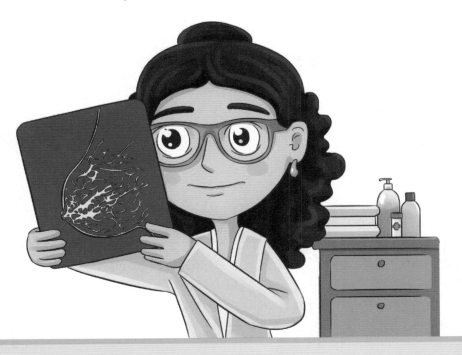

本册主编 谷元廷 吴 炅 吕鹏威

郑州大学出版社

图书在版编目 (CIP) 数据

探秘乳房 / 谷元廷 , 吴炅 , 吕鹏威主编 . —— 郑州 : 郑州大学出版社 , 2021.1
（2021.3 重印）

　（叩问疾病　解密健康科普丛书 / 刘章锁，王伟主编）

　ISBN 978-7-5645-7406-2

　Ⅰ . ①探… Ⅱ . ①谷… ②吴… ③吕… Ⅲ . ①乳房疾
病—诊疗—普及读物 Ⅳ . ① R655.8-49

中国版本图书馆 CIP 数据核字 (2020) 第 207897 号

探秘乳房

TANMI RUFANG

策划编辑	韩　晔　李龙传		封面设计	张　庆
责任编辑	陈文静　吕笑娟		版式设计	叶　紫
责任校对	张彦勤		责任监制	凌　青　李瑞卿

出版发行	郑州大学出版社有限公司		地　　址	郑州市大学路 40 号 (450052)
出 版 人	孙保营		网　　址	http:// www. zzup. cn
经　　销	全国新华书店		发行电话	0371-66966070
印　　刷	河南文华印务有限公司			
开　　本	710 mm×1 010 mm　1 / 16			
印　　张	13.75		字　　数	248 千字
版　　次	2021 年 1 月第 1 版		印　　次	2021 年 3 月第 2 次印刷

书　　号	ISBN 978-7-5645-7406-2		定　　价	49.00 元

本书如有印装质量问题 , 请与本社联系调换。

编写委员会

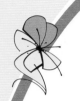

叩问疾病 解密健康科普丛书

名誉主编　　阚全程

主　　编　　刘章锁　王　伟

编　　委（以姓氏笔画为序）

于建斌　王广科　刘宏建　刘章锁

许予明　孙同文　李修岭　谷元廷

宋永平　张凤妍　张守民　张国俊

张祥生　张瑞玲　陈小兵　郑鹏远

赵洛沙　秦贵军　高　丽　郭瑞霞

黄改荣　曹选平　董建增

秘　　书　　刘东伟　潘少康

办公室

主　　任　　王　伟

副 主 任　　崔长征　胡建平

牵头单位　　河南省医学会

　　　　　　河南省医学会医学科学

　　　　　　普及分会第四届委员会

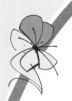

编写委员会

探 秘 乳 房

名誉主编 李建章
主　　编 谷元廷　吴　炅　吕鹏威
副 主 编 王碧芸　李靖若　王　芳

编　　委 （以姓氏笔画为序）

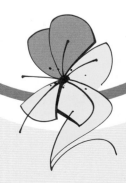

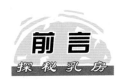

前言

探秘乳房

人为什么是哺乳动物？乳房是神圣的？还是情色的？什么样的乳房最美？胸罩的发展史竟和女性运动息息相关？这是一本的关于段子的书吗？当然不是。

乳腺癌已经存在了 4 000 年？黑胆汁太多致癌？没有任何麻醉都可以切除乳房？一台手术的死亡率可以达到 300%？这是一本关于医学史的书吗？当然也不是。

有一天，我带着几位医学生教学查房，患者问了一个似乎很简单的问题："胸罩罩杯是怎么分 ABCD 的？"但是学生们都不太清楚。"老师，我们的外科书上并没有这个啊。"我时常给学生们说，任何一个学科的内容，都包含三个部分：第一是理论，是你们教科书上的；第二是技术，是咱们手术室里的；第三是文化，是你需要用一生去积累的。

做一名有文化的医生，治疗的不只是疾病本身，更多的是关注患者。任何一个患者都是一个完整的个体，是一个家庭的一部分，是社会中的一份子。作为一名有文化的医生，也不能仅仅懂得治病的理论和技术，而应更多的传播健康的医学科普，预防疾病。

"有时去治愈，常常去帮助，总是去安慰。"这是长眠在纽约东北部撒拉纳克湖畔的特鲁多医生的墓志铭。对于这句名言，有人说它总括了医学的作用，说明了医学做过什么，能做什么和该做什么；也有人说，它告诉人们，医生的职责不仅仅是治疗、治愈，更多的是帮助、安慰；还有人说，它向医生昭示了医患沟通的重要性。我们无法对所有人进行一对一的医患沟通，医学科普将为我们提供更高效的途径。

最新的统计数据显示，无论是西方还是中国，城市还是农村，乳腺癌已经成为女性恶性肿瘤发病率的第一名。国内每年有近 30 万例新发乳腺癌患者，平均每 2 分钟就有 1 名女性确诊为乳腺癌。乳腺癌保乳手术在国内各大医院已经常规开展了 20 多年，但还会有很大一部分的乳腺癌患者选择了切除乳房，其中固然有疾病分期本身的因素，但与整个社会对乳腺癌认识的欠缺不无关系。

你不知道的乳房，是一对儿奇妙的身体器官。它既属于社会科学，也属于自然科学。可以受情绪的干扰，也可以随着环境改变。我们想要保护乳房，就要了解它如何运作，为什么会发生疾病。我们想要治愈自己，就要学习如何看得懂病理报告，怎么和医生高效沟通。

这是一本与众不同的乳腺疾病科普书。无论你是谁，是医生，是患者，是家属，或者仅是一位关注女性乳房健康的读者。无论你对乳房有什么样的想法，读完本书之后，都会深刻认识到不一样的它。

谷元廷　吴　炅　吕鹏威
2020 年 10 月

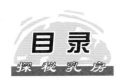

目录
探秘乳房

一 哺乳动物的逆袭

二 千年乳腺癌

三 乳房——哺乳之房

四　了解自己的乳房

五　呵护乳房

6

六 乳腺癌

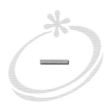

哺乳动物的逆袭

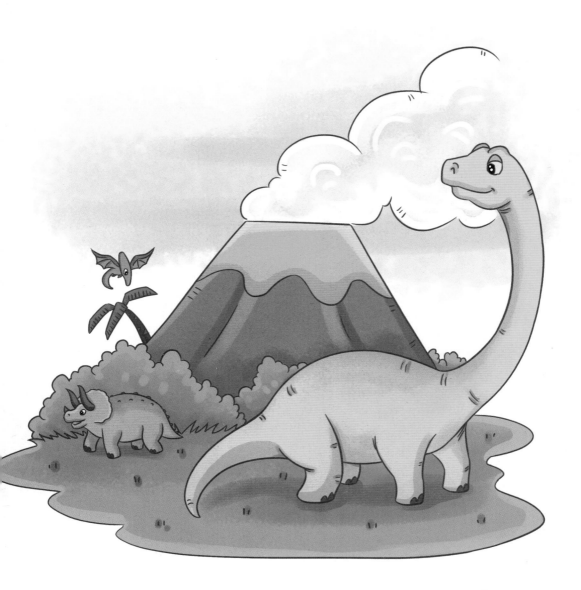

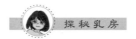
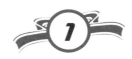

哺乳动物的逆袭

6 500 万年前，强大的爬行动物突然大量灭绝，哺乳动物迅速地进化并逆袭，占领了这个星球。

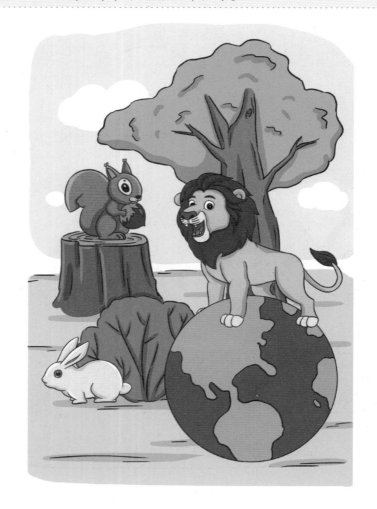

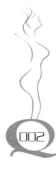

距今 2.5 亿年—6 500 万年前，是爬行动物统治地球的鼎盛时代，其中最具代表性的动物就是恐龙。恐龙出现于三叠纪，鼎盛于侏罗纪，灭绝于白垩纪晚期。恐龙统治地球长达约 1.6 亿年之久，因此整个中生代也被称为恐龙时代。相比于人类短暂的历史，恐龙显然才是曾经的地球霸主。

6 500 万年前，随着一颗小行星撞击地球，恐龙时代终于结束，这些地球上的霸主变成了化石，从远古的丛林走进今天的博物馆。尽管恐龙的灭绝还有诸如：气候变迁说、物种斗争说、大陆漂移说等，但它们终究消失了，取而代之是哺乳动物占领了这个星球。

恐龙灭绝后，哺乳动物逐步适应环境变化并生存壮大，进化出一些突出的基本特征，形成了 4 000 多个种类，用了 1 000 万年的时间主宰了地球。它们全身披毛，每年春秋两季换毛以适应季节的变化，具有陆上快速运动的能力。它们出现了口腔咀嚼功能和消化系统，消化腺比较发达，消化酶多样化。

胎生和哺乳是哺乳动物最显著的特征。母兽直接产出胎儿，具备乳腺能分泌乳汁哺育幼兽，使后代成活率更高。乳房的进化史，就是生物进化史的一个缩影。了解乳房的文化与历史，能更好地了解乳房生理、疾病与健康。

那么，如果恐龙没有灭绝，哺乳动物还能主宰地球吗？其实白垩纪晚期，哺乳动物的数量已经很多了，在有些地区甚至超过了恐龙的数量。但是其战斗力和恐龙相比还相差甚远，只能沦为它们的食物。所以如果恐龙一直存在的话，结局将不可预料。

当气候变化时，首先遭殃的是那些饮食需求旺盛的庞然大物。大型爬行动物虽然逐渐消失，但存活并进化至今的鳄鱼等小型爬行动物，仍然凶残至极，直到现在也让哺乳动物们心惊胆战。

谷元廷　王楠

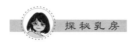

什么叫"大汗腺化生"？谈乳腺的进化

从2亿年前的原犬鳄龙开始，大汗腺开始逐步进化为乳腺。如果你的病理报告上提示：大汗腺化生，那么你的一小部分细胞又现原形了。

从2亿年前的原犬鳄龙开始，大汗腺开始逐步进化为乳腺。有学者认为，乳腺可能是由与毛囊相关的类顶泌腺特化而来。哺乳动物的祖先可能同现存的鸭嘴兽那样，将"原始乳汁"分泌到缺乏乳头的身体表面，让仔体舔食。

哺乳动物是动物界里多样化程度较高、适应环境较快的一类动物。就像长颈鹿可以进化出2米多长的脖子，大象进化出灵活的鼻子一样，哺乳动物的大汗腺进化成为乳腺，并出现乳房和乳头，无论雌雄。只不过猫科、犬科等动物乳房分布在腹部或后腹部，只有灵长类的乳房长在胸部。乳房的生长部位也是和直立行走等进化过程分不开的。

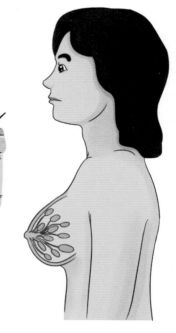

古猿出现在大约500万年前，被认为是人类的早期祖先。其中比较著名的是非洲的南方古猿，它们全身遍布深色毛发，母猿的乳房

平时是干瘪的，位置相对靠上，哺乳期乳房变大，婴儿可以抓着毛发吃到母乳。大约 150 万年前人类的体毛大部分消失，抓不住毛发，婴儿吃奶的难度加大了。

为了能让孩子吃奶更方便，乳房需要两个方面的进化：一是让乳头的位置变得更低，更容易被婴儿够到；二是让乳房变得更大，并且足够柔软，这样婴儿躺在母亲的臂弯上就能用手捧着乳房。劳动的锻炼和哺乳的需求，使乳房终于进化成了永久乳房，而且脂肪多于乳腺，变得大而柔软。

四足行走的动物，吸引异性的主要器官是臀部。古猿在直立行走之后，它们的视线不能直视到臀部了，反而看到的是面部和胸部。视觉焦点从臀部转移到了胸部，乳房也自然地成为性征器官。

经历了几百万年的进化，女性的乳房不但能让婴儿吃奶更方便，也成了女性的第二性特征，并且被赋予了性感、繁衍、富足甚至自由这样多重的意义。

那么"大汗腺化生"是什么意思呢？

有些乳房结节患者在术后的病理报告上，会出现一句话："大汗腺化生"。看到这个往往让人心头一紧，这一病变到底是什么？是否严重，是否会与乳腺癌扯上关系？其实大汗腺化生是一种乳腺导管发育的返祖现象，是属于乳腺增生的一种。引起的原因可能是雌性激素增高，有时伴有疼痛、肿胀。常见于乳腺囊性增生病，与癌变关系不大。

王楠

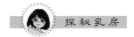

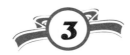

乳房是神圣的？还是情色的？

古文明中，女性造型大都以乳房作为特征，赤裸的乳房显示着女性的生理与健康美，中世纪之后，这种感觉慢慢变化了。

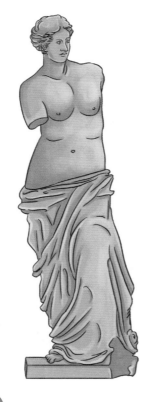

原始社会，人类对女性乳房的认知仅仅是能分泌乳汁、繁衍后代，乳房被视为族群生命力的象征。进入新石器时代，女性的乳房逐渐被神话并被赋予神秘的超自然力量，人类进入母系氏族后，女性的乳房成为人类崇拜的图腾之一。

15世纪的意大利盛行圣母乳子的艺术作品，乳房的形象也是美好和神圣的。中世纪之后的欧洲，出现了无数歌颂乳房的诗歌、绘画和雕塑作品，这一时期的乳房开始被赋予了不少情色的内涵。同时代的中国明清，也是春宫图与香艳诗词盛行的时期。

圣洁与罪恶，哺育和情色。几千年来，乳房的两种形象一直在角逐，不断影响着女性的命运。

17世纪的荷兰共和国时代，乳房成为公民责任的象征，母乳喂养对家庭有益，对国家也是贡献的象征。18 世纪的法国，母乳喂养成为大革命的重要组成部分，卢梭的主张认为法国母亲都应亲自哺乳孩子，而不是将其送至奶妈处喂养，便能达成社会革命的目标。母乳喂养本身是个人的选择，在当时却成为公民责任的标杆，无数艺术作品还以裸露胸部的女性作为法国共和的象征。

19 世纪的产科医学强调母乳喂养的价值观，同时心理学与心理分析学研究表明乳房在幼儿情绪发展上也起着重要的作用。弗洛伊德分析了大量的心理证据，研究结论表明吸吮乳汁不仅是婴儿的第一个活动，也是性启蒙的开始。

达尔文也认为乳房同时具有母与性的双重功能，女性的乳房即是哺乳器官，又是女性重要的第二性征。丰满圆润、富有弹性的乳房是构成女性特有曲线的必要条件，使女性散发出性感迷人的魅力。

长久以来，女性一直被迫面对乳房带来的两面性：它既是生命的神圣哺育者，又是情色罪恶的作俑者。在 21 世纪高度文明的时代，人们对性愉悦已经不再讳莫如深，甚至有些地区的小学已经开始了性教育。哺乳与情色的两面性，不应再成为我们纠结的问题。乳房作为女性器官，我们应更加关注的是她的健康。

王新星

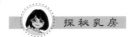

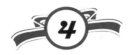

胸罩后面的女性运动

> 紧身褡与贞操带，禁锢女性数百年，解放胸部，也被历史学家视为女性运动的一部分。

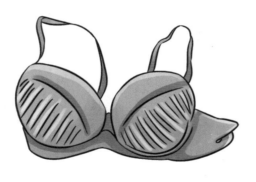

胸罩，也称胸衣，不仅是女性的贴身衣物，还是女性的第二层肌肤。纵观胸衣的整个发展史，其中不仅体现了女性健康观念的转变，还记载着文化、观念与时代的变化。

在欧洲文艺复兴以前，贵妇们穿着衬裙作为内衣，女性身体几乎不加束缚。而到了17世纪，出现了"束衣"，因为人们认为衬裙作为内衣太放荡。"束衣"也是紧身胸衣，质地材料种类繁多，材质都很坚硬，它能把女性的腰围从48厘米束到36厘米，不但托高女性乳房，而且便于女性展示挂在脖子上的珠宝。

虽然"束衣"将女性的曲线美彰显出来，但也让女性付出了很多健康的代价，很多女士因"束衣"导致肋骨骨折、流产、内脏移位等。据历史学家分析：紧身胸衣其实扮演了一个压迫工具的角色，男性社会用它来控制女性并通过它最大限度地展现女性性感的身体。解放胸部，也被历史学家视为女性运动中的一部分。

对女性内衣的变革产生了重大影响是在第一次世界大战，战争结束后，内衣开始出现了各种样式。女士们还设计出能表现女性柔美的内衣。这时开始流行一些轻盈、悬垂式的内衣，颜色也丰富多彩。材质也多由棉织品、丝织物构成。

　　20世纪30年代，因为人造纤维技术的进步，出现了松紧带和人造丝这两种材料。这些材料又轻又有弹性，用它制作的胸衣，既能保持女性体型，又不会伤害身体。新型的内衣成为展现曲线美的必需品。

　　20世纪60年代的性革命及70年代的抛弃胸罩运动，都让胸罩成为"压制"的象征，为了迎合不分男女的时代潮流，有厂商又推出轻软、不显眼的胸衣。

　　20世纪80年代，人们开始了表现人体美的新探索，内衣设计者从单纯注重内衣的功能性转向注重外观魅力与功能并重。内衣造型除了突出女性柔美线条外，还需要华丽的织物，包括饰带、优质棉布、网眼花边、丝织品、乔其纱缎子，以及各种氨纶类型的材料等。

　　到了20世纪80年代后期，女性可以借助于一些人工手段和塑型内衣，达到她们所要求的理想身材。在运动装中胸衣慢慢演变成为体型塑型服，在胸部采用钢托，而在裆部用合适的扣合件进行弹性控制调节是其主要特征。

　　胸衣是一种人类独创的束缚之美，胸衣对于人类身体的束缚，也成为一种艺术的升华，成功体现了人类欲纵稍敛的心理。社会在发展，人类在进步，内衣文化的演化也是一种必然。合适的胸衣能突出美，过紧的胸衣则有损健康，选择适合自己的才是最好的。

张健华

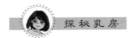

林奈：我们都是哺乳动物

> 1752年，瑞典植物学家林奈创建了"哺乳纲"的分类体系。我们都属于：动物界—脊椎动物门—哺乳纲—灵长目—人科—人属—智人种。

1758年，瑞典生物学家林奈在其著作《自然与系统》中首次引入"哺乳动物"这一概念。在此之前所有分类中，有"胎生动物"这一分类，血液、毛发和脚是此类动物的特征，包含雄性和雌性，林奈为什么要拿只有雌性动物才会的哺乳来作为分类标准呢？其实这与当时欧洲的文化政治趋势有关。

18世纪的欧洲，奶妈哺乳达到鼎盛时期，大多数家庭把孩子送到乡下进行乳养。18世纪80年代，巴黎和里昂奶妈照顾了高达90%的孩子，这一现象造成了婴儿的死亡率剧增。正是在这样的背景下，生物学家林奈发表了反对奶妈哺乳、要求母亲亲自哺乳的论文。林奈认为连动物都会乳养下一代，不乳养亲生骨肉违背自然法则，提倡应遵循自然法则，由母亲亲自哺育幼儿。

同时，生物学家林奈将"哺乳动物"这个词语引入了动物分类之中，强调母亲亲自哺育后代遵循自然法则，并且帮助欧洲社会重构了母亲亲自哺育幼儿的正当性。法国和普鲁士相继于1793年、1794年颁布相关法律支持母亲亲自乳养幼儿，当时的文化政治环境使得林奈的"哺乳动物"这一名称最终得到社会认可并保留下来。

哺乳起源的研究一直是科学家们研究的热点。哺乳涉及形态学、生理学、生物化学、生态学和行为适应等各个方面，是一个非常复杂的现象。比较公认的假说是后代对温度调节、抗菌、行为和营养的需求促进了哺乳的发展，

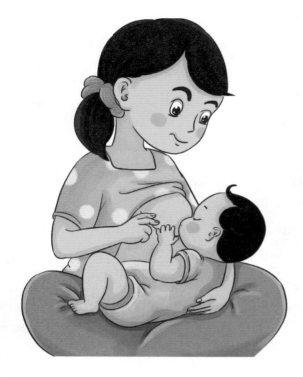

而胸腹部大汗腺的持续膨大则形成了乳腺。

乳汁不仅为后代提供营养和能量物质，促进后代的生长发育，更重要的是还提供了各种生理活性物质。尤其是初乳，初乳中含有大量的免疫球蛋白A和免疫球蛋白G，其可在肠道中发挥免疫屏障作用，是婴儿最初免疫功能的重要组成。乳汁中含有的生理活性物质，例如多种细胞因子、激素、生理活性肽、乳铁蛋白等，具有促进矿物质吸收、抗菌、抗病毒、增强免疫、促进生长发育等多种多样的生物活性。

哺乳具有极为重要和广泛的生物功能：哺乳为哺乳动物出生后的继续发育提供可能，哺乳可以促进母亲和后代的感情，提高幼儿的抗感染能力，促进大脑发育等。甚至我们可以这样认为：没有哺乳就不可能有哺乳动物，更谈不上哺乳动物的进化、发育和繁荣，是母乳造就了哺乳动物，造就了人类。我们可以光荣地说，我们都是哺乳动物。

杨云卿

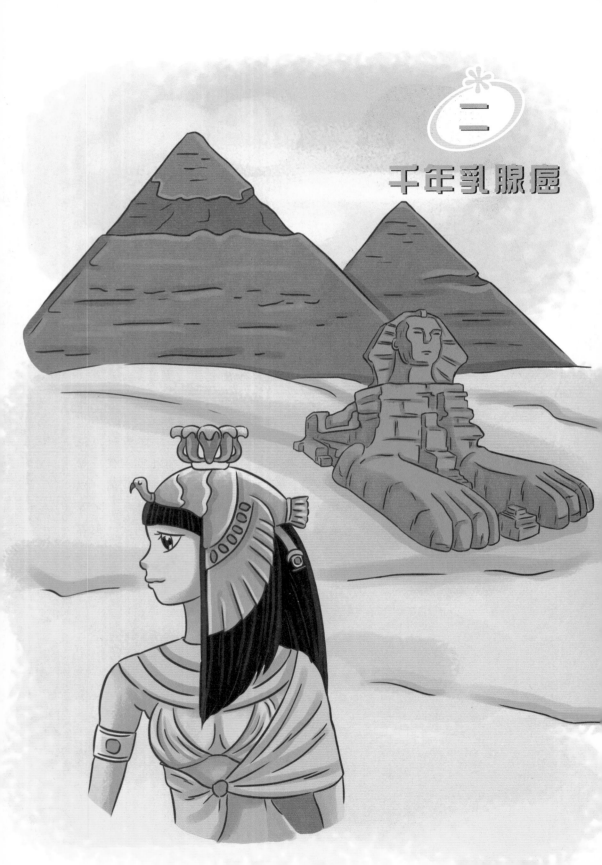

二

千年乳腺癌

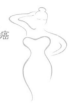

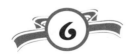

4 000年前的乳腺癌患者

人们在埃及发现了4 000年前死于乳腺癌的患者骨骼标本。乳腺癌的历史，要比艾滋病悠久得多，几千年前的癌症患者，是如何痛苦地离去的？

乳腺癌目前已成全球女性发病率最高的恶性肿瘤。但是纵观世界历史，很少有某人患上或者死于乳腺癌的记录，考古学中也几乎无迹可寻，仿佛乳腺癌是一种人类社会高度发展之后的产物，归因于现代生活方式。但是事实上，乳腺癌作为"女性杀手"，伴随人类至今已经有4 000多年了。

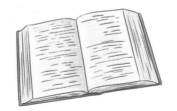

公元前2 000多年，古埃及著名医书《艾德温·史密斯外科手稿》中第一次有了乳腺癌的记载，它被称作"乳房上鼓起的肿块"，摸上去又凉又硬，坚实地蔓延生长。而且不幸的是，书上记载对此病没有治疗方法。

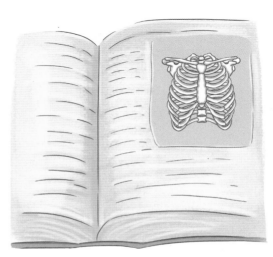

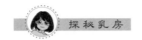

骨骼是乳腺癌转移最常见的部位之一，在晚期乳腺癌患者中，骨转移的发生率为 65%～75%，而首发为骨转移者占 27%～50%。乳腺癌骨转移主要发生在肋骨、胸骨、胸椎和腰椎。癌细胞转移到骨骼后，在骨骼中浸润生长，造成局部骨骼破坏，骨痛、骨折、椎体压缩或变形、脊髓压迫等，严重地影响患者自主活动能力和生活质量。

研究显示，这名埃及女性曾经是居住在埃及南部象岛贵族阶层的一员，受到病痛困扰，她不能劳作，长期受人照顾，直到死亡。我们可以推测，乳腺癌骨转移带来的骨骼破坏限制了她的活动能力，最终死于乳腺癌的全身多器官转移。

除此之外，有学者在一具拥有 2 500 年历史的西伯利亚女性遗体中也发现了乳腺癌患病迹象。诸多证据表明，癌症是人类疾病史最古老的疾病之一，乳腺癌更是被发现最早的癌症。到今天，人类与乳腺癌的战争已经持续了 4 000 多年，或许还会更久。从手术、放疗、化疗到靶向治疗、免疫治疗、生物治疗、中药治疗等，在漫长的历史中人类的尝试从未停歇。

目前，乳腺癌患者的生存率已经达到了前所未有的高度，并且生存质量逐渐受到重视。回想起 4 000 多年前的这位深受乳腺癌折磨，不知自己身患何病更无从展开治疗的乳腺癌患者，我们会感叹医学的进步为今天的患者减少了痛苦，带来了更多的信心和希望。

钱学珂

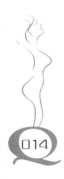

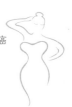

7

胆汁太多了导致乳腺癌？

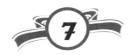

从医学之父——古希腊名医希波克拉底到古罗马医学大师盖伦，体液学说影响了西方医学上千年。

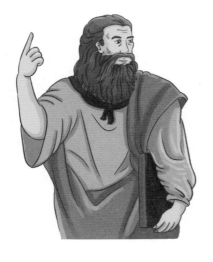

体液学说源自古希腊著名医生希波克拉底，他认为人体健康有赖于血液、黏液、黄胆汁与黑胆汁四种体液的平衡，这四种体液分别和宇宙四大元素土、风、水、火联结。某种体液变多或者变少时，体液的比例平衡被打乱，人体就会生病。如果其中一种体液过多，可通过放血、流汗、通便或射精重新取得平衡。

希波克拉底认为这四种体液之间可以互相转换，女人的经血可以跑到乳房处，时候到了，便转化成乳汁哺育新生儿。根据这个理论，停经让女人乳房充血，可以演变成癌症。希波克拉底认为乳腺癌是不治之症。他在一份病历上写着："艾比底雅一名妇人罹患乳腺癌，乳头冒出血流，当流血停止时，病患也死亡。"

古罗马最有影响力的医生盖伦，他被认为是西方历史上仅次于希波克拉底的第二个医学权威。盖伦对希波克拉底的体液学说进行了归纳和总结，这种理论一直影响了西方医学一千多年。盖伦关于疾病起源及其本质的解释，以及疾病所有的临床表现，都来自于体液学说。

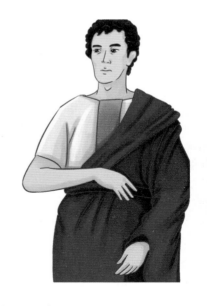

根据盖伦的理论，当食物在心脏缓慢燃烧产生的内在热量改变了营养成分后，体液就形成了。具有热性质的食物产生胆汁，冷性质的食物产生黏液。过多的胆汁产生"热性疾病"，而过多的黏液产生"冷性疾病"。在盖伦的一些文献中讲到了食物、体液，以及二者之间的关系。

盖伦认为人的所有疾病都是由于体液的不平衡造成的，他认为放血疗法几乎可以适应任何一种疾病，包括出血和虚弱的患者。不过，确定需要放多少血、放血部位以及手术时机的选择需要很高的技术。在特定情况下，盖伦推荐每天放两次血，在患者晕倒之前，第一次放血应该停止。但是不必担心第二次放血会加重患者的昏迷，因为第一次放血活过来的患者，第二次一般也能活过来。按现代医学解释的话，那可是一次次的失血性休克，是不是很恐怖？

盖伦还提出，癌是由于体内黑胆汁的过度淤积形成的。黑胆汁油腻又黏稠，淤积在人体内无法排泄，就凝结成了肿块。他认为乳腺癌的发生也是源于黑胆汁，乳腺癌是一种全身性疾病，是全身紊乱的局部表现。盖伦还观察到癌的特点与螃蟹外观相似。与此理论相对应，盖伦主张对乳腺癌应做广泛切除，切除范围应包括肿瘤周围正常组织。

盖伦对癌症与黑胆汁的描述，对西方医学的影响长达一千多年。直到1793年，伦敦解剖学家马修·贝利出版了一部名为《人体重要部位的病态解剖》的教材，人们才发现，肿瘤中并没有盖伦描述的黑胆汁。恶性肿瘤的"黑胆汁"理论才终于从医学的舞台上退出。

窦东伟

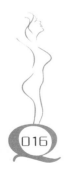

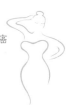

8

斗兽场似的手术台

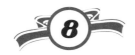
> 医学的进步是漫长又痛苦的，几百年前的手术剧场中，由于缺少麻醉和止血方法，每一次手术都是一场可怕的表演。

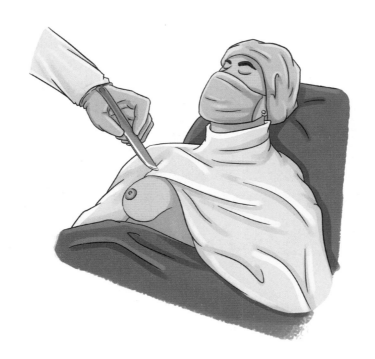

　　手术室的概念源于16世纪的意大利和法国，在这之前的医学史上很少提到手术室。在此之前，手术是在病房、患者家里、医生诊所进行的。最早建立的永久性手术室是意大利解剖学家法布里休斯的圆形剧场。这个圆形剧场最初的设计并不是为人做手术，而是为尸体解剖创造一个更安静的

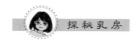

工作环境。

随着解剖学的发展以及外科技术的提高，外科医生开展更多手术，越来越多的手术在圆形剧场实施。外科用的圆形剧场也被建得更大并日渐华丽。通常它们被建在临近公共地区和市场的地方，外科手术变成了一种公开的活动，一些社会名流被邀请来观摩手术。

由于缺少麻醉和止血方法，每一次手术都是一场可怕的表演。在没有麻醉、没有较好止血技术的时代，身手敏捷的外科医生，往往以速度取胜。1860年，由著名的外科医生赛姆做的股动脉瘤手术有800人观看，热烈的掌声伴随着手术，整个过程只持续了几分钟。

英国医生李斯顿被公认为"伦敦第一快刀医生"，他最辉煌的传说，是一场死亡率300%的手术表演。在这场手术中，快刀手李斯顿先生的刀实在是太快了，先失误切下了助手的手指，导致助手失血而死，然后切伤了患者导致患者感染而死。最后因为刀太快，吓死了一名围观群众。

人们在18世纪就已经开始试行乳腺癌根治切除术，并认识到并发症的致死性。当时的外科医生能够利索地切除乳腺癌瘤。有文献记载，当时的外科医生在用快刀切除乳房之后，用烧灼的烙铁封闭伤口。

在19世纪大多数时间，乳腺癌的手术治疗是相当危险的。外科医师对治疗结果相当悲观。在麻醉出现之前，手术助手通常由身强力壮的男子承担，其作用是控制住患者，不让患者乱动。无法避免感染是手术死亡的主要原因。那时的患者手术后面临三个危险：创伤、失血和败血症。一些报道显示手术死亡率高达20%，即使侥幸存活下来，后续肿瘤的复发、手术的并发症等，也会让患者痛不欲生。

窦东伟

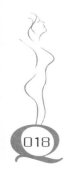

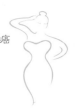

19世纪的最后10年，黎明的到来

> 乳腺癌根治术的创立、X射线的发现、内分泌治疗的尝试，使乳腺癌的治疗逐步走向规范。

19世纪的最后10年，乳腺癌的治疗史上迎来了曙光。1894年，美国约翰斯·霍普金斯大学伟大的肿瘤学家霍尔斯特德教授，通过研究认为乳腺癌的发展规律是：先有肿瘤细胞的局部浸润，而后沿淋巴管转移，最后出现血行播散。

即在一定时间内，乳腺癌是一种局部疾病，若能将肿瘤及区域淋巴结完整切除，就可能治愈乳腺癌。基于此理论，霍尔斯特德教授创建了乳腺癌根治术：切除包括肿瘤在内的全部乳腺、胸大肌、胸小肌及区域淋巴结，以及部分乳房的皮肤，被誉为"经典"的乳腺癌根治术，这就成了近代乳腺癌手术治疗的开端。

1年之后，在1895年的一个夜晚，德国物理学家伦琴发现了一个意外的现象。他在实验时为防止紫外线和可见光的影响，不使管内的可见光漏出管外，用黑色硬纸板把放电管严密封好。在接上高压电流进行实验时，他发现1米以外的一个涂有氰亚铂酸钡的荧光屏发出微弱的浅绿色闪光，一切断电源闪光就立即消失。这一发现使他十分惊奇。

之后的2个月内，这位科学家继续独自在自己的实验室里研究射线及其特性，伦琴于1895年12月22日晚上，说服妻子为他充当试验对象，当妻子的手放在荧光屏后时，她简直不敢相信，荧光屏上这只有戒指和骨骼毕露的造影就是她自己的手。这就是X射线的发现，为乳腺癌的放疗及钼靶筛查莫

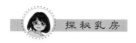

定了坚实的基础。

在伦琴教授发现了 X 射线 6 个月之后，也就是在 1896 年，芝加哥奈曼医学院的医学生格鲁贝博士首次制造出了 X 射线设备，并随后提出了利用 X 射线对付不健康组织的想法。同年，格鲁贝博士首次用 X 射线放射来治疗乳腺癌患者，开启了对乳腺癌的放射治疗之路。直到今天，放疗仍然是乳腺癌综合治疗的重要组成部分。

还是在 1896 年，英国比特逊博士在《柳叶刀》杂志上报道了 1 例晚期乳腺癌病例，该患者切除双侧卵巢后获得长达 4 年的生存期，开启了卵巢去势治疗乳腺癌的先河，这就是乳腺癌内分泌治疗的开端。时至今日，经过一百多年的乳腺癌内分泌治疗发展，我们已经拥有了卵巢切除手术去势、药物去势、他莫昔芬、芳香化酶抑制剂类、氟维司群、CDK4/6 抑制剂等诸多乳腺癌内分泌治疗方法，成为激素受体阳性乳腺癌患者的重要治疗选择。

韩明利

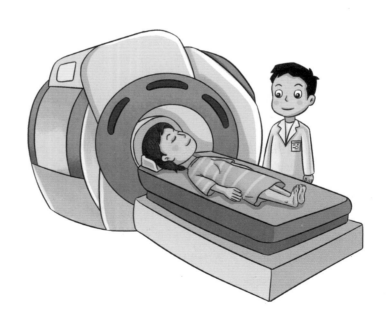

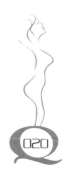

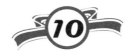

今天的乳腺癌患者，是幸运的

> 路易十四的母亲安尼皇太后发现左乳肿瘤，御医用放血、催吐、灌肠等各种治疗手段都无济于事。而今天，我们有上百种有效的治疗药物。

患上乳腺癌的患者是不幸的，但在今天患上乳腺癌的患者又是幸运的！1663 年，法王路易十四的母亲安尼皇太后发现左乳肿瘤，御医用放血、催吐、灌肠等各种手段治疗都无济于事。各国医师、民间巫师、江湖术士进宫为安尼皇太后治病，尽管尝试了各种不可思议的疗法，但都无法控制肿瘤的发展。最终，位高权重的安尼皇太后还是撒手人寰。

21 世纪的我们，固然面临乳腺癌发病率不断上升的威胁（2019 年，乳腺癌在女性肿瘤患者中位居第 1 位），但同时也是幸运的（死亡率位居第 5 位）！就目前所有实体癌症的治疗和预后比较而言，最好的应属甲状腺癌，其次就算得上乳腺癌了。

首先，乳腺癌的防治关键在于三早：早发现、早诊断、早治疗。现在的女性有很好的条件去定期检查，有多种途径去知晓乳房的健康水平，及早采取措施，从而降低乳腺癌的风险或损害。现代先进医疗科技的革新进步，超声、钼靶、磁共振已让乳腺检查变得十分安全、简便和可靠。

其次，即便厄运来临，我们与乳腺癌狭路相逢。不用慌张，我们有多种综合治疗的方法来对付它：滚蛋吧，肿瘤君！虽然，乳腺癌不是一种单一器官的病变，而是一种全身性疾病，但我们现在有乳腺外科、放射影像科（钼靶、磁共振）、超声科、病理科、肿瘤科、放疗科医生等组成的强大团队。而且我们拥有包括局部治疗和全身系统性治疗两方面的治疗手段：局部治疗指对局部病灶进行手术治疗、放射治疗等；全身系统性的治疗，包括细胞毒化疗、内分泌治疗、靶向治疗、生物治疗、中医中药治疗等。

目前针对乳腺癌治疗对策是：合理使用综合治疗方法，在保证现有治疗效果前提下尽可能减少创伤，尽可能实施个体化治疗方案，并创造生理、心里双重康复的条件。

例如，从我们乳腺外科的角度来讲，手术首先把肿块（或乳房）切除掉。切除的方式也有很多，过去是把整个乳房一起切除，把腋窝淋巴结做清扫；现在有很多种方式，我们可以做不切除乳房的保乳手术或者乳房重建手术等。如果肿块比较小（小于 3 厘米）、离乳头比较远（大于 2 厘米）、没有广泛的钙化，我们就可以做保乳手术。对于一些早期的乳腺癌患者，腋窝淋巴结是没有癌细胞转移的，但在过去我们还是要把腋窝淋巴结清扫，那么患者上肢的淋巴回流就会出现障碍，出现上肢淋巴水肿；现在我们有前哨淋巴结的活检，就是如果淋巴结没有发现癌细胞转移，腋窝淋巴结就可以不做清扫了。

而且，我们不仅可以切除乳房，还可以再造一个乳房，在乳腺癌能够得到临床根治的前提下，希望通过乳房再造，让患者拥有更好的身体形态。目前主要有两大类手术方式：一大类是假体相关的，通过植入硅凝胶的假体，在人的胸部能形成一个接近于正常的乳房形态；另外一大类是通过自体组织移植，大部分来源于下腹部的肌皮瓣和背阔肌的肌皮瓣，通俗地讲，就是用拆东墙补西墙的方式，来形成一个大致正常的乳房形态。

所以，今天的乳腺癌患者，是幸运的！不仅可以"治愈"，还可以"保留功能"，甚至"保美"。

韩明利

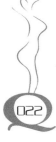

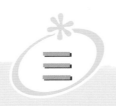

乳房——哺乳之房

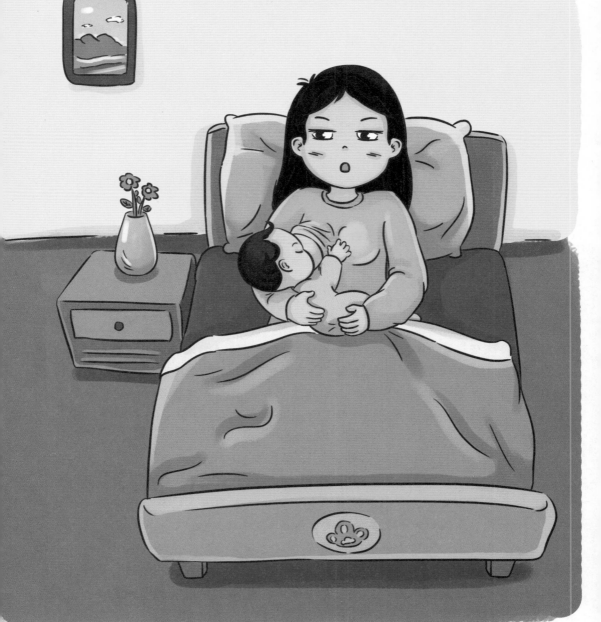

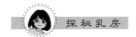
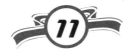

人类曲折的哺乳历程

> 古代人们认为产妇不可以从一开始就给新生儿哺乳，这个观念影响西方千年之久。从古希腊到中世纪，母乳的支持者与反对者在拉锯式的博弈。

在古希腊时期的贵族群体，是提倡母乳喂养的。但他们认为初乳里含有脂肪球、蛋白质和白细胞，不易被新生儿消化。因此产生一种理念：产妇不可以从一开始就给新生儿哺乳。古希腊文化衰落以后，母乳喂养又逐步在局部地区流行起来。《犹太法典》里甚至规定新生儿必须哺乳 24 个月。

到了中世纪，学者、医学界和宗教界对母乳喂养又发生了争议，母乳喂养再次被排斥，奶妈喂养又流行了起来。到了 17 世纪的文艺复兴时期，许多启蒙者再次极力推荐母乳喂养，并取得了人们的普遍认可。然而进入了 19 世纪后，随着工业革命开展，工业化生产和商业广告宣传逐步推进，许多民众又一次放弃了母乳喂养，选择各种所谓的"配方奶粉"。上千年来，母乳喂养的支持者和反对者，一直进行着拉锯式的博弈。

《2018 世界卫生统计报告》数据显示，2017 年约有 540 万名 5 岁以下儿童死亡，其中 250 万名是出生后 1 个月内的新生儿。很大一部分的潜在死因是营养不良，其原因有母乳喂养不足、饮食不当，以及缺乏高营养食物。而母乳喂养就是一项重要的健康干预措施。

世界卫生组织发布的《婴幼儿喂养全球战略》文件建议：出生后 1 小时即开始母乳喂养，按需哺乳，最初 6 个月应纯母乳喂养。在 6 个月龄时增加有足够营养和安全的补充食品，同时继续母乳喂养至 2 岁或 2 岁以上。现阶

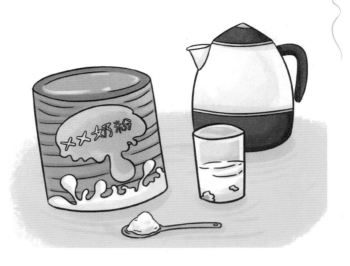

段，我国6个月以内婴儿的纯母乳喂养率只有27%左右，低于世界平均水平。《中国儿童发展纲要(2011—2020年)》中的目标为"0～6个月婴儿纯母乳喂养率达到50%"。

现代医学研究表明，母乳是孩子健康成长过程中所必需的最合理、最全面的天然食品。

人类母乳最大的特点是其成分与子代的发育同步变化，母乳喂养能提供婴儿同期生长发育的营养素需求，如碳水化合物、蛋白质、脂肪、矿物质、维生素、水，易于消化、吸收，促进子代生长发育。人类母乳能提供婴儿生命最早期的免疫物质，6个月内婴儿初步免疫的建立是靠母乳喂养的，因为乳汁中含有大量抗体和其他免疫物质，如铁蛋白、溶菌酶、白细胞、巨噬细胞、淋巴细胞等。免疫物质可减少子代感染性疾病，特别是危及生命的呼吸系统及肠道系统疾病的发病率。

母乳喂养还可以促进婴儿胃肠道的发育，提供婴儿神经系统发育必需营养素。同时，母乳喂养还能减少女性患有乳腺癌、卵巢癌和贫血性疾病的发生率，促进母亲形体恢复，降低绝经后骨质疏松的发生风险。并且，母乳喂养过程是母亲和子女感情交流的纽带，维系了母爱、婴儿的全面营养和健康成长。

因此，为了保证婴儿的健康成长和健全发育，我们建议母亲用自己最珍贵的母乳来喂养自己的宝宝。

徐晓东

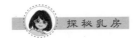
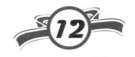

奶是催出来的？

奶是吃出来的，不是催出来的。妈妈吃什么？宝宝如何吃？

母乳哺育是哺乳动物最原始的本能之一，乳房发育也是为了实现哺乳，一切都是浑然天成的自然能力。在过去的二三十年间，母乳哺育被各种各样以讹传讹的喂养方式和流言所打击。一直以来民间流传着这样的认知，认为产后要请"催乳师"来开奶，不然就不"下奶"或者奶不够。其实字典上"催"这个词汉语释义为：①叫人赶快行动或做某事；②使事物的产生和变化加快。

其实乳房产奶是很自然的生理过程，若使用"催乳"这个词有可能给大家以乳汁需要人为干预才会生成的歧义，误导大众。一位合格的健康工作者并不是帮助妈妈做催乳，而是最大限度的支持和指导母婴配合，帮助其应对哺乳期的各种困境，顺利泌乳。那么奶到底是怎么来的呢？

据研究表明在孕16周乳腺细胞就已具备合成乳汁的能力。由于孕期维持妊娠的需要，高水平的孕激素暂时抑制了催乳素的作用，乳汁并不会大量分泌。随着婴儿及胎盘娩出，孕激素撤退，催乳素升高，乳房开始感觉到胀满直到乳汁溢出。此阶段泌乳量不多，但符合新生儿胃内容量的需求。母亲一定要明白通俗说的"下奶"是一个时间段的过渡，不是突如其来的，是乳房正常生理泌乳特点。

母婴早期的肌肤接触和早吸吮是建立良好母乳喂养关系的最佳开始。早期频繁吸吮可以刺激乳腺中催乳素受体的增加，可结合更多催乳素，使泌乳细胞产出更多乳汁。同时宝宝吸吮时，母亲体内催产素升高，作用于乳腺腺泡周围的肌上皮细胞使其收缩，使储存在乳腺细胞中的乳汁移出乳房。所以说我们期待的充足奶量与婴儿是否频繁吸吮并有效移除乳汁关系密切。女性的乳房在哺乳期是很智能的，完全根据宝宝的需求生产，无须"催"，无须"补"，正确的做法就是宝宝频繁吸吮加上有效移除，奶量自会充足，宝宝和乳房最完美地诠释了供与需的概念。

中国传统坐月子期间妈妈们被要求吃下大量高脂肪、高热量、油腻的猪蹄汤、鲫鱼汤及偏方汤等以求多下奶，事实上只会让妈妈猛增体重及易发生堵奶，似乎也没有那么神奇。哺乳期的妈妈该怎么吃？精辟总结就是均衡饮食，开心快乐地吃，追奶的食物和回奶的食物是不存在的，但妈妈们需要注意的几点有：①美国儿科学会建议，妈妈如果一定要喝酒的话，摄入量不超过每千克体重 0.5 克酒精，至少 2 小时后再哺乳。②哺乳期妈妈摄入咖啡因的总量每天不超过 200 毫克。

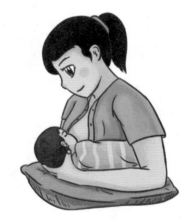

想要做到从容优雅又带幸福感的哺乳，母婴之间的配合就尤为重要了。建议妈妈哺乳时要做好腰背部、肘关节、膝关节的支撑，宝宝身体要呈一条直线，整个身体面对妈妈，让宝宝在舒适的状态下，下巴贴住乳房，嘴巴张大向上衔乳，把乳头深深地含在口腔软硬腭交界处，宝宝吸吮的有效性就会增加，从而也使得妈妈产奶量上升。

归根结底，母乳喂养是将妈妈、乳房、宝宝三者紧密联系在一起。当一名合格的"大奶牛"，妈妈们必须从三早（早接触、早吸吮、早开奶）做起。

陈阳

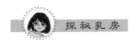
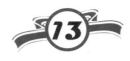

多大年龄断奶？

《犹太法典》记载，新生儿必须哺乳24个月。现代的各种母乳学会也推荐，哺乳应超过2年。你呢？

　　母乳喂养是最自然和最优的哺育婴儿的方法，没有母乳喂养的母婴会面临许多短期和长期的健康风险。作为一项全球公共卫生建议，在生命的最初6个月应对婴儿进行纯母乳喂养，以实现婴儿的最佳生长、发育和健康状态。

　　之后，为满足其不断发展的营养需要，婴儿应获得安全的营养和食品补充，同时继续母乳喂养至2岁或2岁以上。离乳时间的确立是在满足婴儿营养和发育的需求基础上建立的，见表3-1。

表3-1　各大组织对母乳喂养时间的推荐

组织名称	纯母乳喂养时间	继续喂养时间
世界卫生组织	纯母乳喂养前6个月	继续喂养至2年或更久
美国儿科医学会	纯母乳喂养前6个月	继续喂养至1年以及母婴希望的时间
美国家庭医生学会	纯母乳喂养前6个月	继续喂养至1年或母婴愿意的时间
美国妇产科医师学会	纯母乳喂养前6个月	继续喂养尽可能长的时间

　　对6个月以上的婴儿，加入固体食物后继续母乳喂养的益处不仅是表现在营养方面，还表现在提供保护、帮助消化，减少婴儿严重感染的概率上。

而对于母亲还可继续降低乳腺癌和一些慢性疾病的发病率。

决定合适的离乳时间，应该基于营养的需要和发展的目的。有很多研究探讨过人类的科学离乳时间。根据灵长类断奶时间、体重增长4倍、达到成人体重的1/3、第一颗恒牙萌出时间等计算，人类离乳时间应是2.3～7.0年。

离乳不单单是一个行为，而是一个婴儿从乳房以外的地方得到食物的过程。离乳分为两个阶段，在正常情况下，加入固体食物是离乳的开始，同时继续哺乳，直到逐渐增加固体食物数量，终止哺乳；第二阶段是指最后一次乳汁移除到乳房复原的这段时间。

如果从字典上看，可以看到离乳是幼小的生物个体从母乳转移到其他形式的营养状态或从以前的习惯或联系中脱离；从生理的角度来看，是一个涉及了营养、免疫、微生物、生化、心理等复杂因素的调节过程。

纯母乳喂养6个月逐渐添加辅食后，乳汁量需求减少，多余的乳汁及腺泡被乳房吞噬吸收，这个阶段称为离乳第一阶段。这时，乳房处于自分泌阶段，乳汁波动性缓慢减少不会引起乳房出现明显肿痛等不适，但有的妈妈离乳过快会出现乳房胀痛甚至发热。在离乳第二阶段，最后一次乳汁移除后，乳房开始全力吞噬腺泡及乳汁，这个阶段又称为回奶或断奶。

在我国，离乳通常是指回奶、断奶。回奶仅仅是指使母亲乳房不再产生乳汁的行为；断奶是指婴儿离断了乳汁从其他食物中获取营养。回奶和断奶字面上都给人一种突然的感觉，其实婴儿从一种喂养方式转换到另外一种喂养方式是需要一个较长时间过渡的。

高雅军

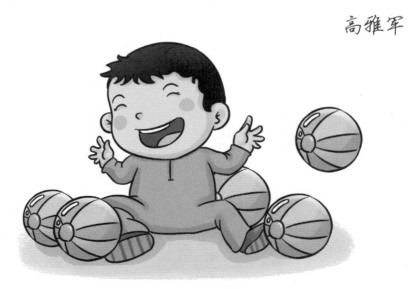

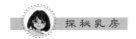

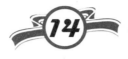

背奶去上班

想哺乳 2 年，但只有半年产假，怎么办？

我们经常会听到身边的人说"6个月后母乳就没有营养了""吃太长时间不好""你好好上班，我给孩子加奶粉方便""要锻炼宝宝独立性"等不支持妈妈继续哺乳的这些干扰的声音。现实中的妈妈只有6个月的产假，重返职场，可以做到哺乳、工作两不误吗？

职场女性持续哺乳的关键是维持泌乳。乳汁的移出量决定生成量，即奶水移出越多，乳汁分泌越多。这里我们也为重返职场后的"背奶"妈妈提供一些指导建议：

（1）产假结束前1~2个月，可以提前建立自己的母乳库以应对初返工作时可能出现的乳汁减少。产假结束前1周，妈妈需要开始准备合理调整作息。

（2）开始练习用手挤奶或使用吸奶器。备储奶袋、冰块、吸奶器装备、背奶包。

（3）调整喂奶和挤奶时间：出门前先给宝宝哺乳，工作开始前先挤奶。中午休息回家选择亲喂宝宝。下午工作空当时挤奶。下班后先挤奶再回家或下班后立刻回家亲喂宝宝。掌握乳汁储存、解冻的方法，并做好储存准备，工作期间要坚持定时挤奶。在挤奶前可适当地温敷乳房刺激来奶阵，适当应用按摩及挤压技巧，精神放松并在温暖、安静、隐秘的空间挤奶，可以增加挤出来的奶水量。如果是6~8个月添加辅食后的宝宝，妈妈外出上班8~10小时，建议挤奶2~3次，1岁以后可以不用白天上班时间背奶。所以妈妈的挤奶频次和宝宝跟妈妈的分开时间长短以及宝宝的月龄有关系。

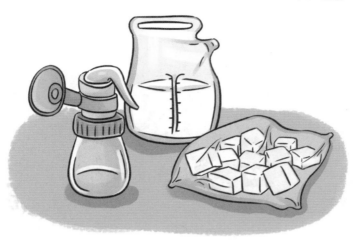

　　对于挤出来的乳汁我们如何存放呢？健康足月儿遵循"555"原则，即室温5小时，冷藏5天，冷冻5个月。早产儿遵循"333"原则，即室温3小时，冷藏3天，冷冻3个月（室温<26℃，冷藏<4℃，冷冻<18℃）。

　　母乳拿到冰箱冷藏解冻一般需12小时左右。为了更快地解冻，将容器置于流动的水中开始融化解冻然后逐渐升高温度，或者用37℃温水浸泡储存母乳的瓶子或袋子。一旦完全解冻，解冻后的母乳可以在室温下保存最多2小时，或者在冰箱中保存最多24小时。不可以在微波炉或沸水中解冻或加热冷冻母乳。这些会损害它的营养和保护功能，并有可能烫伤宝宝。室温下解冻的母乳应在2小时内喂给宝宝或丢弃。母乳解冻后未食用不要再冷冻。

　　脂肪在储存过程中会上升到乳汁的上面一层，冷冻或冷藏奶发生分层现象是正常的，很常见。在检查温度和给宝宝喂奶前，轻轻旋转瓶子或袋子，但不要用力摇晃或搅拌。如果婴儿在一次喂养中没有喝完母乳，在1~2小时内冷藏并使用可能是安全的，但不能放置太久，因为宝宝口腔中的细菌可能在喂奶过程中就已经进入到乳汁里，如果放置时间过长，会导致细菌污染。

　　职场妈妈选择背奶不单是选择了一份营养，更是留住了与孩子亲密无间的纽带，祝福每一位职场背奶妈妈带着这份流动着且有温度的爱，跟宝宝的交流和传递再久一些！毫无疑问，母乳喂养是为孩子做出的最好选择，无论从营养、孩子发育、心理健康角度来说，母乳喂养对母亲和孩子的好处是其他喂养方式无法比拟的。

陈阳

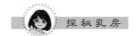

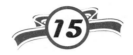

宝宝的乳房变大了

刚开始接受哺乳的新生儿，乳房怎么会变大了？

　　很多出生没多久的宝宝乳房都会出现如花生米或红枣大小的肿块，爸爸妈妈去挤宝宝的乳房的时候，有的还会分泌少量乳汁。这种情况出现在宝宝身上，尤其是男宝宝身上时，初为父母者难免觉得匪夷所思。担心宝宝出现问题，影响日后的身体发育；也不知道该如何去处理这个"问题"。

　　不要怕，孕妈妈在怀孕之后，体内激素水平会出现明显的变化，大量的孕激素、雌激素、催乳素等存在体内，带来孕妈妈身体的改变，比如胸部变大、子宫增大、乳汁分泌，这些激素也可以通过胎盘传递给体内的胎儿。

　　宝宝出生时候，体内依然携带一定数量的来自妈妈的激素，雌激素和孕激素造成出生后一段时间内宝宝的乳房看起来都是鼓鼓的。雌激素和孕激素代谢比较快，但是催乳素代谢比较慢，过了一段时间，雌激素和孕激素消失，不再抑制催乳素的时候，宝宝的乳房会在催乳素作用下分泌出一些乳汁来，又称"新生儿乳"。

　　乳房增大、乳晕颜色加深、乳房泌乳这些变化在任何性别的宝宝身上都可能出现，是正常生理现象；多数在2~3周，宝宝从母体血液中带来的激素代谢完了之后就会自然消失，胸部平坦下来，因此也不需要任何治疗。如果3周后还未消失，可以带领宝宝到医院查明原因。

　　但是，是不是所有的新生宝宝乳房增大都是生理现象，不要处理呢？并不是的，如果宝宝的乳房肿大是一大一小不对称的，大的一侧有局部皮肤发红、发热的表现，甚至皮肤下方有波动的感觉，宝宝同时出现体温升高或者哭闹不适的表现，则不再是生理性乳房肿大，而很有可能是宝宝患上了乳腺炎，皮下的波动感更是提示乳腺组织已经有脓肿形成。这时需要立即带宝宝去正规医院就诊，给予相应的抗感染治疗。

　　新生儿生理性乳腺肿大不需要治疗，需要把婴儿"奶核"挤出来的做法是非常荒谬的。初来乍到的小家伙，稚嫩的组织受到强力的挤压、揉捏会出现损伤，如果皮肤这一人体天然保护屏障受损破裂，外界细菌会乘机进入人体而引起感染，严重的时候还会引发败血症；宝宝的乳腺还没有发育完全，此时如果外力破坏了乳头内部结构，以后的乳腺发育都会受到一定的影响。因此，千万不要随意挤压新生宝宝增大的乳房，爸爸妈妈如果遇到处理不了或者无法理解的问题的时候，及时去正规医院咨询、就诊即可。

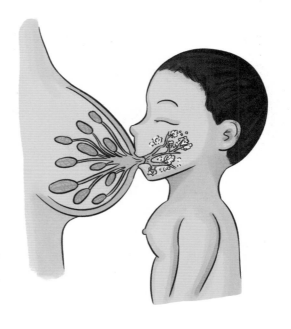

钱学珂

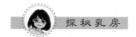

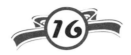

离乳后不排残奶 = 得癌？扎心

> 现代社会里，各大美容、产后机构都有这类所谓的胸部恢复项目排残奶，这"排残奶"到底"排"出的是啥？不排究竟会怎样？

在经历了美好而温馨的母乳喂养阶段之后，妈妈和宝宝就会面临"离乳 / 断乳"这一问题。以前的离乳 / 断乳，就是简单地停止哺乳而已，但近几年突然有了"排残奶"的说法，许多美容会所、月子中心、养生馆，都有类似"胸部恢复项目"。特别是根据这些机构宣传所说，"不排除残奶容易得癌！"在广告宣传的狂轰滥炸下，妈妈们既担心又害怕，以致于到乳腺专科门诊咨询。

残奶真的会致癌吗？现在已经明确的乳腺癌相关风险因素中，没有任何证据显示残留乳汁会导致乳腺肿瘤性疾病。并且，研究统计显示，母乳喂养可以降低乳腺癌的发病风险，并且母乳喂养的时间越长乳腺癌的发病风险越低。断奶之初有些残奶属正常现象，绝大多数人过些日子便会逐渐消失，不用为此过度担心焦虑。

那如何解释离乳后乳汁残留问题？残奶的多少和离乳的速度有关，离乳越快残奶越多，缓慢离乳，逐渐减少喂奶次数的妈妈不容易发生。为什么呢？其实离乳不只是宝宝的食物从乳汁转变成辅食的过程，还是妈妈的乳房由分泌状态逐渐退化回正常状态的过程。

妈妈乳房就像是个乳汁加工厂，乳腺细胞是制造乳汁的工人，当宝宝对乳汁的需求减少之后，乳房接到信号后会减少乳汁产量，减产的方式是让一部分工人退化回怀孕前状态(不再具有产奶功能)。缓慢离乳，循序渐进地减产，工厂内的工人就会有秩序地回到以前的状态，如果离乳太快，有的妈妈突然就不喂了，这些乳腺细胞不能很快地停止工作，不能有序地回到以前的状态，就会造成不喂奶后一段时间还是有乳汁分泌的情况。

这些乳汁在我们的乳管里，乳腺组织有吞噬吸收功能，可以清理这些乳汁，但是如果清理速度赶不上分泌速度，我们就能挤出多余的乳汁，而且由于水分很容易被吸收，剩余蛋白质及脂质、色素成分等看起来稠厚发黄。其实这些发黄的脂汁类物质并不像生活中水龙头中的水一样源源不断地流出。离乳后分泌乳汁的腺体会逐渐退化，腺泡细胞萎缩，就像军队打完仗开始撤军一样，这些分泌乳汁的细胞逐渐退居二线，而清扫战场的吞噬细胞跃居一线，慢慢地将其吸收掉。至于这些乳汁什么时候吸收完因人而异，快的几个月，慢的需要一两年，这期间偶尔有一些浓稠的乳汁排出也不必惊慌，可不做任何处理。

因此，没有必要去专门排残奶，断奶后反复刺激乳房，反而产生更多催乳素，导致机体误认为乳房有泌乳需求而继续泌乳，可能奶量会反而增多起来。结果就是：排残奶→刺激分泌→残奶更多→再排→再刺激，没完没了。

总之，对于年轻的妈妈们，哺乳期没有必要过度催奶，离乳后更没有必要排残奶，残奶会被人体自身吸收，人为排空残乳会导致分泌更多乳汁。

禹正扬

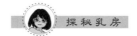
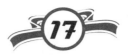

喂奶时间太长会导致乳房下垂吗？

这个黑锅喂奶可不背，造成下垂的真正元凶是谁呢？

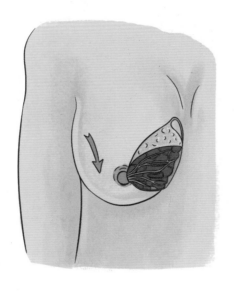

年轻的妈妈们好不容易把奶断了，却发现自己的乳房下垂了。有人开始将这个黑锅甩给"母乳喂养"及"喂奶时间过长"，那么喂奶时间太长真会导致乳房下垂吗？

为了解答乳房下垂问题，我们先来了解一下，是什么让女性的乳房"傲立挺拔"。乳房位于胸前部，大部分的乳腺位于胸大肌表面。乳腺组织结构有乳管、乳腺小叶、脂肪结缔组织和乳腺悬韧带。其中，乳腺悬韧带是维持乳腺美丽挺拔的大功臣！它可使乳腺保持在一定的位置上，帮乳房对抗地球引力，在站立时不至于明显下垂。

乳房下垂的原因有哪些呢？其实，受到重力的牵引，影响乳房下垂最大的因素就是乳房容量和乳腺致密度。乳房仅靠乳房悬韧带将腺体和脂肪固定于胸壁肌肉上面，不同于肌肉组织，难以通过锻炼使乳房挺拔。随年龄增加，乳房韧带逐渐松弛，乳房越大越易出现下垂。绝经后出现乳房下垂，包括乳房形状和大小会急速萎缩，是因为乳房纤维的密度和脂肪都大量的减少。

那么为什么部分女性，感觉在停止哺乳后出现了乳房下垂呢？这是因为，一般在哺乳停止后，因为激素水平的减低，乳腺泡管、腺体和脂肪组织都会发生萎缩，而皮肤及支撑组织却相应较多，所以就会造成乳房下垂。另外，哺乳期后女性乳房内腺泡萎缩，原间质中的纤维结缔组织由于在妊娠末期和哺乳期被乳汁充盈而延伸、拉长，这种情况在停止哺乳后，纤维结缔组织回缩不全，相对延长，所以会使乳房松弛而下垂。

根据研究表明，增加妊娠后乳房下垂的主要的危险因素还包括：妈妈体重指数（BMI）、怀孕次数、孕前较大的乳房、激素撤退（比如绝经）、老龄、大幅度减肥，罩杯过大及吸烟史等。因此，不能简单地把乳房下垂直接归因于喂奶，其实体重及年龄等因素对乳腺形态的影响更为明显。而母乳喂养史、母乳喂养婴儿数、每个婴儿的母乳喂养时间以及孕期体重增长不是导致乳房下垂的主要因素。

乳房下垂是一种生理现象，妊娠和分娩后激素激烈变化，可增加乳房下垂的风险。实际上产后哺乳及哺乳多长时间，已经不会加重乳房下垂，反而哺乳后乳房皮肤质量更胜一筹。有研究统计，只要应用正确的方法哺乳，母乳喂养对女性乳房外形、弹性的恢复无明显影响。事实上，只要采用合理健康的方法，坚持孕期、哺乳期乳房保健和正确母乳喂养方法，通过合理膳食、有针对性的运动训练，不仅可以维持乳房原貌，而且还可以使乳房变得更加丰满、结实。

那么如何预防哺乳后乳房下垂呢？教你几个小窍门：①不要过度催奶，奶量以宝宝需要的量为度，供需平衡最好，避免乳房过度"膨胀"。②正确的哺乳方式，如正确的喂奶姿势，按需哺乳等。③产后锻炼：产后的年轻妈妈们可以经常去做做运动，让胸部肌肉更有张力和韧性，从而托住乳房，避免下垂。比如推墙法、上手上拉法及俯卧撑等。④坚持佩戴合适的内衣承托乳房。⑤多食用含有 B 族维生素和维生素 E 的食物，如瘦肉、蛋、奶、豆类、胡萝卜、莲藕、西兰花、花生、麦芽、葡萄、芝麻等。⑥缓慢离乳，不经历暴力离乳、涨奶等过程，乳房退化更好和脂肪回填更充分，离乳后乳房外形恢复更好。

禹正扬

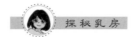
18

乳头异常的妈妈必须要放弃母乳喂养吗？

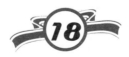

母乳喂养的路上最大的拦路虎之一当属乳头异常，乳头破损及深深的裂口会让妈妈无法坚持喂养下去。

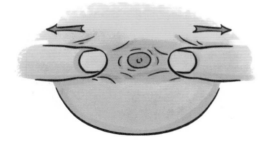

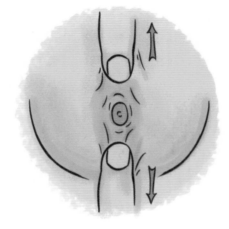

乳头内陷是导致乳头异常及母乳喂养失败最常见原因之一。乳头内陷多为先天畸形，发生率为3%～7%，按内陷程度不同分为三度：一度为部分乳头内陷，乳头颈部存在，能轻易被挤出，挤出后乳头大小与常人相似；二度为乳头完全凹陷于乳晕之中，但可用手挤出乳头，乳头较正常小，多半无乳头颈部；三度为乳头完全处于乳晕平面下方，无法用手将内陷乳头挤出。同时，乳头内陷的妈妈，乳头皮肤更娇嫩，更容易出现哺乳期乳头皲裂，即乳头皮肤破损。

母乳喂养路上有太多的拦路虎，乳头内陷就是其中之一。首先可以肯定的是，乳头内陷不一定需要放弃母乳喂养。我们常常见到怀

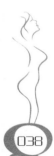

孕前有乳头凹陷的女性，产后顺利母乳喂养。而且很多乳头内陷被宝宝给治好了。为什么乳头内陷了还能喂奶呢？这是因为，乳头的功能不可以简单地用视觉评估，乳头乳晕往往作为一个功能复合体共同来发挥作用。其次，孕前外观内陷并不一定影响哺乳，孕期的发育和产后宝宝吸吮或者使用吸奶器可以帮助乳头凸出，只要乳管通畅，有乳汁流出，可以尝试亲喂。最后，如果产后即刻亲喂困难可以借助辅助工具，比如吸奶器移除乳汁喂给宝宝，待宝宝大一些含接乳头的能力强了，乳头也被吸奶器吸出来或者乳晕的延展性变好了再回归亲喂。

如何纠正内陷乳头来改善母乳喂养呢？方法一："十字法"，也称之为"乳头伸展练习"，非孕期可以使用这种方法。将两拇指平行放于乳头两侧，由乳头根部向两侧慢慢牵拉乳晕皮肤及皮下组织，使乳头向外突出，然后再由乳头根部向上、下纵形牵拉。以上步骤重复多次，每次练习持续 5 分钟，使凹陷乳头突出。凹陷乳头突出后，一只手托乳房，用另一只手拇指、示指和中指抓住乳头基底部左右捻转并向外适当牵拉，牵拉时尽量将乳头提起。如此反复操作后，凹陷乳头突出后维持的时间也得到延长，易于产后婴儿含接。对于一度和二度乳头内陷，在青春期应早发现、早矫正。方法二：乳头异常的妈妈，若上述尝试失败，还可以使用乳头保护罩。乳头保护罩能帮助妈妈达到亲喂的目的，还可以减少对乳头局部的摩擦，尽量避免乳头皲裂的发生。

除上所述，还有以下方法可以帮助乳头凹陷的妈妈们成功喂养：①分娩后立即开始母乳喂养，此时婴儿的吸吮反射最强，吸吮最为有力。②采取正确的喂养姿势，妈妈和宝宝必须紧密相贴，即胸贴胸，腹贴腹，宝宝的下巴贴妈妈的乳房。让宝宝吸吮住乳头和大部分乳晕。③避免"乳头混淆"：吸奶器的使用，既能移除乳汁喂给宝宝，又能帮助乳头突出，是亲喂困难时的选择。但需要注意的是，婴儿对于母亲乳头的吸吮和对奶瓶奶嘴的吸吮是不一样的。出生后的婴儿如果先学会了吸吮奶瓶上的橡皮乳头，那以后吸吮自己母亲的奶头就有困难，影响母乳喂养。因此，建议不要给出生后的婴儿使用奶瓶喂养和安抚奶嘴，而是使用勺子、注射器，给婴儿喂挤出来的乳汁。

大部分乳头内陷的妈妈们完全可以母乳喂养，但是确实需要比常人付出更多的努力，这期间家人的积极的鼓励对妈妈很重要，多肯定妈妈的努力，多给予积极的暗示，协助妈妈们摆出舒服且正确的姿势喂奶，可以帮助妈妈们坚持到胜利。

禹正扬

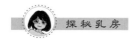
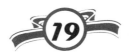

哺乳期乳腺炎能喂奶吗？
听说发热会引起奶水变质？

乳腺炎发热去医院报到，医生建议用药，可母乳喂养怎么办？会不会把细菌传给宝宝？

母乳喂养的重要性逐渐受到重视，但是在产后母乳喂养的过程中，也存在许多阻碍因素，其中最常见的因素之一就是哺乳期急性乳腺炎。急性乳腺炎最常见的临床症状，就是乳腺红、肿、热、痛及体温升高，是引起产后发热的最常见原因，多见于初产妇。肯定有许多妈妈会问，"发热会导致奶水变质吗？"和"发热了还能喂奶吗？"等类似问题。

首先，我们来回答第一个问题。发热一般并不会导致奶水变质，因为发热是人体免疫机制的反应，虽然这种反应有可能在某种程度上会改变乳汁的质量。即使是乳腺炎导致人体发热，但人体可以分泌抗菌物质和产生吞噬细胞杀灭细菌，使它们无法大行其道，所以体内的乳汁不会变质。有人可能会问："那为什么乳腺炎时宝宝不愿意吃生病那侧的乳汁呢？"发热时，乳汁味道的确可能会出现一些变化，这是由于当乳腺发生炎症时，有部分妈妈因为体温上升，乳汁出现浓缩使钠离子含量增高，使乳汁变咸。有些宝宝虽然不喜欢吃，但乳汁一般不会产生危害。

其次，我们来回答第二个问题，发热了还能喂奶吗？这个问题要从两个方面来回答。

（1）如果因乳腺炎导致发热，要用抗生素，抗生素对宝宝有影响吗？急性乳腺炎的主要致病菌属为金黄色葡萄球菌属，而青霉素类或头孢菌素类抗生素作为首选用药。研究表明，青霉素类、头孢菌素类药物毒性低微，因此，可安全用于妊娠各期感染患者；妈妈用药后，该两类药物在乳汁中浓度低，且婴儿口服后不易吸收，故哺乳期女性用药并不需要停止哺乳。这两类都是在哺乳期可以安全使用的药物，也是美国儿科医师协会推荐的药物。

（2）乳腺炎继续哺乳，细菌会通过乳汁传给宝宝吗？其实细菌并没有我们想象中的那么可怕，宝宝并不是一接触细菌就会生病。要知道，健康妈妈的乳汁中含有近千种细菌，每毫升达百万个，这些细菌均为机会致病菌，且菌落数在安全范围内。母乳相关菌群是在婴儿肠道中定植的第一批细菌，有助于建立肠道菌群，抑制许多病原体的定植，刺激有益微生物的生长，对婴儿的健康有短期及长期的正面影响。同时，母乳中的许多成分，不仅为哺乳期宝宝提供免疫保护，也可以促进新生儿免疫能力的发展。这样看来，母乳中适量的细菌反而对宝宝有好处！

乳腺炎发热后，妈妈乳汁中的细菌会大量增多吗，会不会从无害变有害？有研究对 491 例哺乳期女性的乳汁进行检测后发现，并不是所有妈妈发热后分泌的乳汁都发生了变化。大部分妈妈即使发热了，她们乳汁内的细菌含量和健康妈妈的没有太大区别；另一部分发热的妈妈的乳汁中发现细菌数有升高，但未达到致病数量。此外，从国家对食品细菌总数的强制标准来看，乳腺炎发热后乳汁内的细菌数也低于标准上限。

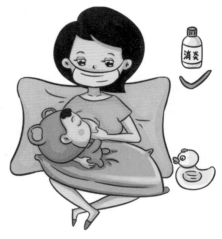

妈妈感冒发热时，乳汁会不会含有感冒病毒？有研究显示，乳汁中可能含有一定病毒片段，但不会对婴儿产生致病风险，反而激活人体免疫系统。

总之，大部分哺乳期乳腺炎即使出现发热，也不需要停止哺乳，而且宝宝是最好的通乳工，研究显示继续哺乳可以缩短妈妈病程，也不会影响宝宝健康。

禹正杨

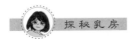

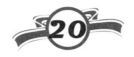

乳房化脓了

> 听说化脓了，要切开引流，天天换药，非常痛苦。是这样吗？

乳腺脓肿是广大育龄期女性的常见病，传统治疗方法为切开引流，再每日创口换药使其愈合，手术创伤大，治疗时间长，患者疼痛难忍，且在乳房上留下明显的瘢痕，损毁乳腺外形而影响美观，导致不必要的过早断奶，对患者生理及心理造成不良影响。尽管切开引流是一种有效的治疗方法，但它的副作用也难以忽视，而随着医学手段进步及医疗设备的不断更新，现在已经有其他高效、痛苦小、简便的治疗手段。

表浅或较小的哺乳期乳腺脓肿，完全可以通过穿刺抽脓或置管引流，损伤小愈合快，不会有较大瘢痕。而切开引流后导致乳瘘，开放的切口又容易混合感染，创面不易愈合，影响乳房外观。现在相当大比例的乳腺脓肿，常规已不建议行切开引流。

超声引导下置管引流术。①对乳房脓肿局部进行麻醉处理，并在超声引导的辅助下选取脓腔最低部位的皮肤切口，进入脓腔；②抽吸脓液，冲洗脓腔，直至脓腔基本干净；③置管引流、接引流袋并固定；④每日需要对脓腔部位用生理盐水进行多次的冲洗，持续数日，如果冲洗后的引流液中并无残渣，且引流液已经十分清亮，则表明脓腔已经彻底冲洗干净，方可拔管。此种方法通过运用超声引导可以实现对整个脓腔内的情况一目了然，进而不断地冲洗，使坏死组织得以彻底清除。与传统的引流术相比，超声引导下穿刺置管引流术疼痛感轻、伤口恢复时间短、经济便捷、保护乳房功能，更适用于单发的、较深部的乳房脓肿。对于存在多腔分隔的乳房脓肿或部分未成脓的乳腺炎效果欠佳。

微创旋切置管引流术。此方法基于微创旋切系统的功能才能实施，步骤与超声引导下置管引流术类似。不同点在于，旋切刀刺入脓腔后，依靠该系统的高负压吸除脓液，并在超声实时监控下以旋切刀切开分离脓腔间隔，充分旋切清除脓肿壁坏死组织。术后每日自引流管以生理盐水冲洗引流，待局部炎症消退，引流管内持续2天无分泌物引出，乳腺超声提示脓腔消失后拔除引流管。此方法适用于多分隔脓肿，高效便捷、减轻女性痛苦，但经济花费稍高。

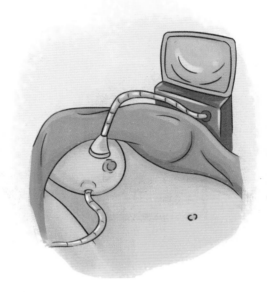

超声引导下注射器穿刺抽吸。将最明显的脓肿波动处作为穿刺点，超声引导下快速向病灶中央进针，抽出脓液，待注射器将脓液抽尽后，针头留置在病灶中央，向脓腔内反复注入生理盐水，直至脓液变清，拔出针头并加压止血。此方法适用于较表浅脓肿，经济花费少。

总之，哺乳期乳腺炎，强调早期诊断及治疗，发病初期，可采取中药内服外敷或尽早应用抗生素促进炎症消退。成脓期，可采取超声引导下置管引流或穿刺抽吸及超声引导下微创旋切置管引流术等方式，尽量避免手术切开引流术。绝大部分乳腺炎患者不需要断奶，可继续哺乳。最后告诫年轻妈妈们，在乳房出现红肿、疼痛时，请及时就医，乳腺专科医生能帮助您选择合适的治疗方案，而不要一味相信催乳师能治好所有乳腺炎。

禹正扬

四

了解自己的乳房

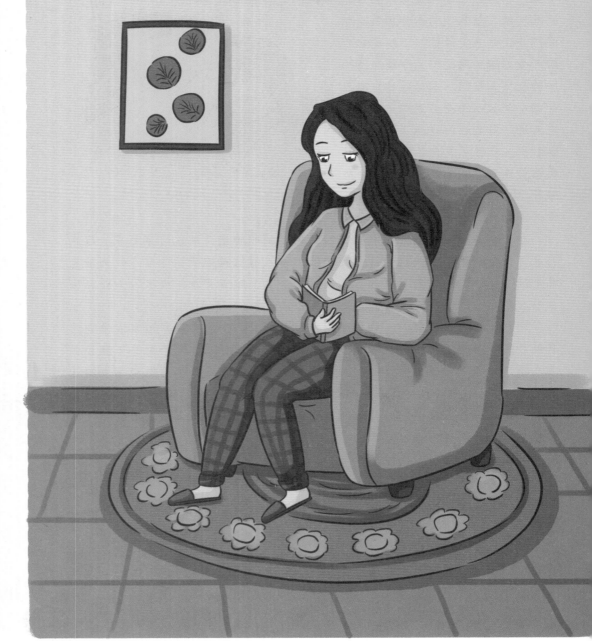

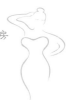

21

乳房太复杂，我什么都搞不清楚

千年来人们对于乳房的理解，始终在其表面。解剖学的发展，经历了太多的苦难。导管、小叶、脂肪、韧带……

如果有人问，乳房是做什么用的？你也许不假思索就能回答：当然是哺乳用的。难道就这么简单吗？为了搞清这个问题，我们先了解一下乳房的内部结构。乳房内部主要为腺体小叶和脂肪组织。腺体呈辐射状排列，其输乳管朝向乳晕，开口于乳头。

这就奇怪了！我们都知道人类器官的结构总是和功能紧密联系在一起的。就像心脏是用来泵血的，打开心脏就会看到它主要是由一束束粗大的心肌构成。但如果打开成年女性非哺乳期的乳房，所看到的则是大量的脂肪组织，占据了整个体积的 2/3 之多。显然，人类

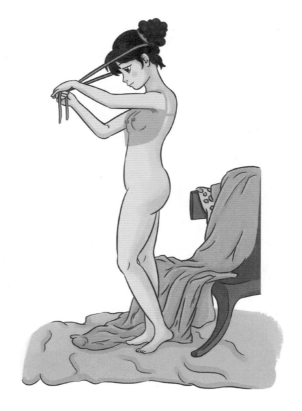

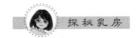

乳房存在大量非哺乳用的结构。

再者，如果乳房是为哺乳而设，那只需在哺乳期存在就可以了。事实上，绝大多数哺乳动物就是这样。它们的乳房只有在哺乳时才会充分发育，分泌乳汁。哺乳期结束后，乳房和乳头都会回缩，直至下一次哺乳。这一机制的好处是非哺乳期乳房少占用营养资源，减少太大的乳房对行动的妨碍。人类的其他器官显然也有着类似的策略。比如子宫，不怀孕的时候只有一个拳头大小，怀孕时可以增大几十倍，分娩后再度复原，而不过多地占用资源。

达尔文进化论告诉我们，我们的机体会随着环境的变化随时调整着每一个器官的大小和结构，有时候会导致不适。比如航天员上天伊始，微重力的感受就会告诉身体：骨头里的钙太多了，没有必要这样浪费，然后骨头就开始丢失钙质。虽然我们的意念拼命告诉机体：千万不要丢失骨质，我们在太空只待几天就返回地面，那儿需要强硬的骨头，但意识面对机体的变化终究是无济于事的。

究竟是什么机制让人类的女性可以不顾是否哺乳，而一直保持一个具有相当体积的乳房呢？答案只能是：乳房另有他用，用于向男性发出性成熟的信号，这是性选择造成的。这个器官在人类进化的过程中，成为性成熟和性魅力的信号。

但这些都仅停留在表面，古代希腊名医希波克拉底，第一次描述了乳腺。在中世纪宗教统治一切的时代绝对禁止解剖尸体，15世纪文艺复兴以后，科学和学术上开始了独立研究和创作的新时代，人体解剖学也有了巨大的发展。达芬奇也曾解剖过尸体，并第一次明确地描述了乳房这个人体器官。而近代解剖学的创始人比利时的医生维萨里，于1543年出版了《人体构造》巨著，创立并奠定了人体解剖学的基础，把人们认为只是性展示的乳房做了详细的解释。

进入20世纪，随着医学的发展，又促进了乳腺解剖学研究的深入，计算机断层扫描（computed tomography，简称CT）和超声断层图的应用，让人们真正认识到了乳腺在身体发育不同时期的变化。

这些不同时期的变化以及随着变化所带来的心理、生理以及社会属性的改变，在下一节蜜桃成熟时为大家一一呈现。

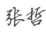

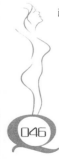

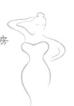

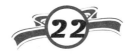

蜜桃成熟时

> 乳房就像一只桃,桃皮——皮肤;桃肉——脂肪;桃核——腺体。新生儿的乳头就像一个芽,千万别再挤了。请静待它开花结果。

有人把乳房比喻成一只桃,皮肤就好像圆润光滑略带绒毛的桃皮;脂肪就好像软软糯糯还略带弹性的桃肉;腺体就好像富有传代使命的桃核。具体要了解乳房的成熟,那我们就要从乳房的发育开始。

乳房起源于外胚层,乳房胚芽起源于生发层。结缔组织源于中胚层。起源于表皮的腺体在真皮层及筋膜层中发育。乳房沿着从腋窝延伸至腹股沟的乳线发育。正常乳房在胸前外侧壁第4肋间水平发育,如果乳线上的其他乳房也发育了,就叫副乳。

出生后不久由于母体激素的作用,乳房有短暂的发育。此后发育停止,直到青春期大约10岁开始再次发育。从解剖位置来说,通常在14岁时,乳房实质生长扩展到成熟的乳房大小,上界到锁骨,内侧界到胸骨旁,下界至下皱襞,外侧界到背阔肌前缘。乳房组织可延伸超过这些界限,特别是内侧界和下界。乳房组织还可向外延伸,穿过腋窝筋膜到达腋窝脂肪垫。在胸壁上成熟乳房形态呈圆锥形,其最突出点位于乳头乳晕复合体处。

是什么决定了乳房的形态呢?乳房形态的发育取决于一些因素,包括脂肪含量、体积、肌肉及骨骼轮廓、皮肤和结缔组织。每个人的乳房都有不同的脂肪含量及结构,有的人乳房发育大,有的人发育小。

乳房的生理结构是非常复杂的,里面含有多个乳腺管,乳房都是由这些

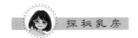

密密麻麻的乳腺管结构完成生理功能。输乳管共 15～20 根，以乳头为中心呈放射状排列，汇集于乳晕，开口于乳头，称为输乳孔。输乳管在乳头处较为狭窄，继之膨大为壶腹，称为输乳管窦，有储存乳汁的作用。

女性乳房的发育又是怎么样一个过程呢？

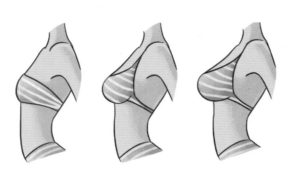

乳房发育大致可分为五期，第一期（1～9 岁）：青春期前，乳房尚未发育。第二期（10～11 岁）：乳房发育初期，乳头下的乳房胚芽开始生长，呈明显的圆丘形隆起。第三期（12～13 岁）：乳房变圆，形如成人状，但仍较小。第四期（14～15 岁）：乳房迅速增大，乳头乳晕向前突出，形如小球。第五期（16～18 岁）：形成正常成人的乳房，乳头乳晕的小球与乳房的圆形融成一体。乳房的发育受地区、种族等因素的影响，且开始发育的时间各不相同。绝大部分女性乳房开始发育的时间在 8～13 岁之间，完全成熟在 14～18 岁之间。乳房发育多从左侧开始，从开始发育到完全成熟，需要 3～5 年的时间。

那么乳房发育又受哪些因素影响呢？乳房的生长发育主要受生殖内分泌轴系的多种激素的影响，如脑垂体分泌的促性腺激素、催乳素，卵巢分泌的雌激素和孕激素；此外还需要肾上腺和甲状腺分泌的相关激素、垂体分泌的生长激素等的作用，乳房的发育才能充分、完善。

乳房发育的大小除受体内激素作用以外，还受遗传、环境因素、营养条件、胖瘦、体育锻炼等多种因素的影响。如果母亲的乳房较小，则女儿的也大多较小，这是遗传因素的作用；瘦体型的女孩，也很难有丰满的乳房。乳房偏小还可能与发育的早晚有关，虽然乳房较小，只要生殖器官发育及月经均正常，就不会影响成人后的哺乳功能和生育能力。少女乳房的发育是少女青春期来临的第一个信息。一般来说，乳房发育早晚并不影响其今后发育的快慢，也不影响成年后乳房的大小和形状。所以胸小的小姐姐们对于发育也不用过分的担心啦，等等也许会有惊喜。

张哲

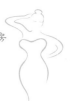

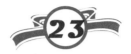

不一样大？一样不大？大不一样？

世上没有完全一样的两片树叶，也不会有一模一样的一对乳房。有世俗的审美标准，有医学的健康指南，如何选择？

乳房的形态可因种族、年龄、遗传、是否哺乳等因素而差异较大。正常乳房位于第2～6肋骨、胸骨缘与腋前线之间，青年女性多为半球形，乳房的中央部位是乳头，乳头的大小、形状因人而异，通常乳头的指向多为向上及向外。乳头直径为0.8～1.5厘米，表面高低不平，其上有许多小窝，为输乳管开口。乳头周围颜色深的部分叫乳晕。乳晕的直径为3～4厘米，色泽各异，青春期呈玫瑰红色，妊娠期、哺乳期色素沉着加深，呈深褐色。

在不同的月经周期，乳房大小也会发生变化，一般月经前，乳房会变大，有时会伴随乳房胀痛，月经过后乳房会缩小。在怀孕期间乳房会变大，乳头与乳晕的颜色变深，皮脂腺变得

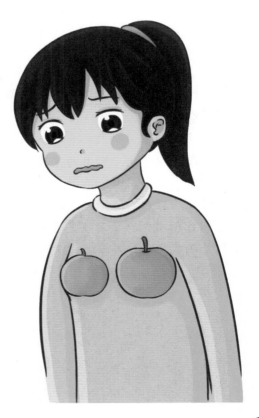

更加明显。绝经后乳房中腺体组织渐渐萎缩，因此乳房变的较扁平与松弛。

乳房是显示女性健美重要的第二性征，乳房大小不对称，从美学角度上讲是有欠缺的，甚至有时会对女孩子的自尊心产生伤害。虽然多数情形下两侧乳房是基本对称的，但是乳房不对称也是相当常见的。仔细观察的话，很多人的乳房并不是完全对称，就像人的其他对称性器官不是绝对对称一样，两侧乳房也稍有大小、形态的不一致。比如，两侧乳房也一侧大一些，另一侧小一些；一侧乳头挺出，而另一侧乳头却稍内陷等。这种情况如果是一直如此，不是新近才发生的，并且无不适感，那么这就是正常现象，大可不必为此不安。

乳房不对称主要有以下两种情况。

一是青春期发育过程中出现的不对称。青春期乳房发育过程中，一侧乳房发育过快，而另一侧乳房发育过缓，导致乳房两侧不对称。这可能是由于双侧乳房腺体对体内雌孕激素敏感性不同所致，也可能由于优势手的一侧胸肌较发达，该侧乳房也会稍大。如果出现双侧乳房明显不对称，可能是疾病引起，比如单侧乳房发育不良，甚至不发育；可能是先天性疾病引起，如Poland综合征（同侧胸腔、胸肌发育不良及手部畸形）。也有多乳头及多乳房畸形造成的双侧不对称。同时医源性因素也可能造成双侧乳房不对称，比如幼儿及青春期乳房部位的手术、胸部的放疗等。轻度的乳房不对称不用处理，可以忽略。如果出现双侧乳房明显的不对称，可以在乳房发育成熟后，通过整形美容手术来纠正。

二是乳房发育成熟后出现的不对称。主要多见于生育哺乳过的女性，给小孩喂奶时习惯用一侧乳房，或者喂奶的姿势、方式不正确。经常用同一侧乳房喂奶，在断奶后，乳腺组织萎缩更严重，导致两侧乳房不对称。对于还未哺乳生小孩的女性，以后可以注意两侧乳房均匀喂奶。当然，如果新近出现一侧乳房增大，一定注意是否是该侧乳房炎症，甚至肿瘤等原因引起的，这种情况需要及时到医院就诊。

郭广成

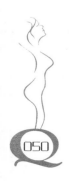

吃点什么乳房可以更大？

木瓜的传说，是真的吗？

　　每个女性都想拥有一对性感丰满的乳房，乳房的大小与很多因素有关系，比如遗传、营养、体型、体育锻炼等。家族里女性乳房都偏大的女性，更有可能拥有丰满的乳房，但遗憾的是遗传因素我们无力改变。

　　我们知道乳房是由皮肤、皮下脂肪及腺体构成，所以乳房大小与体型胖瘦有一定关系，体态偏胖的女性，皮下脂肪较多，乳房一般也相对丰满。同理，体型偏瘦的女性，乳房一般也相对较小。

　　因此，对于青春期的女孩，如果对乳房发育不满意，体型又相对瘦小，不妨平时多注意增强营养，多吃一些富含蛋白质、维生素、脂肪类的食物，比如牛奶、鸡蛋、肉类、豆制品、花生、核桃、新鲜水果等，促进身体发育的同时，对丰胸还是有一定帮助的。

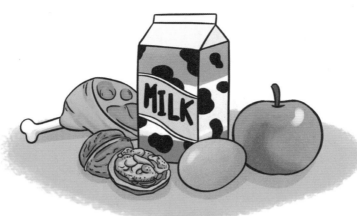

对于传说中的木瓜可以丰胸，目前并没有循证医学证据证实木瓜具有丰胸的效果，笔者认为木瓜（包括其他任何一种单一的食物）并没有那么神奇的丰胸效果，但是木瓜牛奶富含蛋白质和维生素，适量饮用对身体还是有益的。成年后乳房发育已基本定型，再通过饮食来改善乳房大小已收效甚微。

其次，适当参加体育锻炼，不仅有利于身体长高，对于乳房的发育也是有帮助的。胸大肌位于乳房的正后方，通过体育锻炼，特别是上肢的锻炼，可以使胸大肌变的发达健美，从而使表面的乳房丰满挺拔。比较好的健身方法有：游泳、扩胸运动、俯卧撑、健美操等。

另外，有些女性为了达到丰胸的目的，会服用含雌激素类的药物及使用一些丰胸类的乳膏（可能含有大量的雌激素），长期使用，可能会导致月经失调、内分泌紊乱，甚至会增加患乳腺癌、子宫癌、卵巢癌的风险。因此，如果您觉得自己的乳房不够丰满，可以采用增加营养、适当体育锻炼的方法，也可以到正规医院通过整形手术来改善，切不可滥用药物，以免损害健康。

郭广成

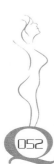

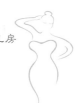

25

乳晕上有好多小痘痘？

我们叫它蒙哥马利结节，你有她也有。

在门诊，会有因发现乳晕区小疙瘩而就诊的患者，乳晕外表形似"蛤蟆皮"，这些小疙瘩是什么？是生理性的还是病理性的？有什么作用？需不需要治疗？这些都是大家所关心的。

乳头周围有明显色素沉着的皮肤，此区域称为乳晕，乳晕在青春期一般为玫瑰红色，妊娠后及哺乳后色素沉着，色泽较深，呈深褐色。乳晕区的皮肤有毛发和腺体，腺体包括皮脂腺、汗腺和退化的乳腺，其中皮脂腺又称乳晕腺或蒙氏结节。其数量一般为10～15个，环绕乳头分布于乳晕区，因乳晕区的皮脂腺较大且位置表浅，故形成小结节状凸起于皮肤表面，表现为乳晕皮肤表面深色或白色隆起的小疙瘩，同样可见于男性。

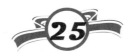

这些小疙瘩会在妊娠期或哺乳期因受到催乳素及催产素的刺激而增大，更加凸起，染色更深，导管扩张，分泌增加。1837年爱尔兰的一名叫蒙哥马利（Montgomery）的医生发现并描述了这个结构，故以其名字而命名为蒙哥马利结节，也叫蒙氏结节、乳晕腺，所以它是腺体，而不是肿瘤。

　　蒙哥马利结节为汗腺与乳腺之间的过渡型。它的作用大致可归纳为以下几点：①非哺乳期分泌脂状物，可保护乳头乳晕皮肤；②哺乳期受到婴儿口唇刺激，刺激催乳素分泌，从而刺激乳汁分泌；③哺乳期受到婴儿口唇吸吮的刺激增加乳晕腺分泌，避免乳头及乳晕区皮肤发生皲裂并可保护婴儿口唇；④哺乳期乳晕腺分泌物的气味可帮助婴儿找到乳头。

　　没有在妊娠期或哺乳期，蒙哥马利结节增大可能是由于肥胖、高脂饮食等原因引起的，可以通过适当运动减轻体重、改善饮食结构等改善。病理性增大多见于蒙哥马利结节发炎引起的乳晕炎，常见于哺乳期，因哺乳期乳晕腺受到内分泌因素影响，显著增大，分泌增加，更易阻塞，并且此处皮肤较薄，容易损伤而继发感染，形成表面有白色脓点的脓肿。位于蒙哥马利结节下方的类皮脂腺与乳腺深部延伸出的输乳管有关，所以蒙哥马利腺也可以出现乳汁样溢液。

　　有时这些腺体会出现堵塞或肿大现象，不过不用担心，它们会自行消肿，无须特殊治疗，更不需要做手术。平时可以注意穿棉质舒适内衣、勤换内衣、注意加强个人卫生等，以避免炎症的发生。

王晓春　韩倩倩

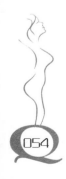

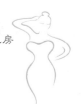

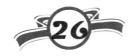

男人，你为什么要长一对乳头？

健美男人的胸，性感程度不亚于女人，但那轮廓是胸大肌，乳头只是一个视觉焦点。

跟乳腺有关的基因都在常染色体上，男女都一样，在胚胎发育的3～4周，乳头就开始出现了，而决定性别的性腺在第5周才开始出现。性腺会发育成睾丸还是卵巢，取决于是否有Y染色体。如果胚胎含有Y染色体，性腺会在第7周开始发育成睾丸，如果没有则会在第13周开始发育成卵巢。

性腺发育成睾丸后会分泌雄激素，在雄激素的作用下，胎儿的生殖器官逐渐向男性分化，如果没有雄激素，胎儿的生殖器官则将发育成女性生殖器。虽然胎儿的卵巢也制造雌激素，但是对性别分化没有影响，因为胎儿体内本身就有来自于母亲的雌激素。有的刚出生的宝宝乳腺肿大，好像发育一样，就是因为受母亲体内雌激素影响导致的假性发育，等到出生几天后雌激素代谢完毕，乳腺就会恢复正常。

在性腺发育之前，胚胎都是一样的，如果没有Y染色体，即使是X或者XXX染色体，胎儿都将发育成女性，所以Y染色体是决定性别的染色体。而如果只有Y染色体，胚胎是无法成活的，因为X染色体上有很多重要的基因。

所以，胚胎一开始的性别设定就是女性，当Y染色体开始工作时，才向男性转变，可以认为男性是在女性的基础上改造出来的，男性所有器官都可以在女性身上找到相对应的，反之亦然。

在"出厂设置"的时候乳头就已经存在了，这是为发育成女性提前做的准备，男性乳头是一个没有发育的器官，是为了满足女性乳房发育的副产物。

这个副产物还是会带来麻烦的，因为男性也会得乳腺癌。男性乳腺癌发病率比较低，约为女性的 1%，平均发病年龄大于女性，恶性程度也要更高，预后更差。由于发病率低，关于男性乳腺癌的临床研究比较少，目前男性乳腺癌的治疗主要参考女性乳腺癌。

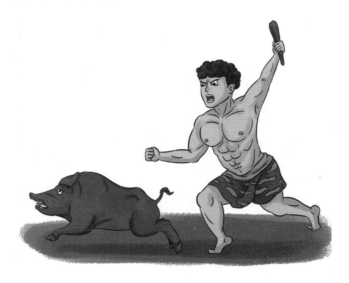

在抚养后代的过程中，男性越来越多地参与其中，但是唯独哺乳这项还不能取代女性。男性乳头也具有血管、神经、乳腺及其他能够满足哺乳要求的结构，在激素的影响下，男性乳房是会发育的，这是一种被称为"男性乳房发育症"的良性疾病。

甚至在特殊条件下，比如药物的作用，男性乳房是会出现泌乳的。如果母亲的乳汁够吃，父亲就没必要再泌乳，从进化的角度上讲，这是两性采取的不同的进化策略。父亲可以承担觅食、捍卫领土等其他任务，母亲吃下父亲带来的食物，产生了乳汁，在安全的环境下哺育了后代，这是父亲为抚养后代所发挥的作用。

也许有一天，随着社会科技的发展，性别对家庭角色的影响越来越小，"奶爸"成为现实也是有可能的，毕竟男性的身体是有哺乳的结构基础的。

陈卓

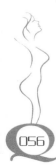

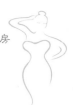

27

ABCD……罩杯是怎么测量的？

据说购物网站可以从全国内衣的销量，判断中国人的罩杯大小规律。内衣穿不好会致病吗？胸罩还是凶罩？

胸罩除了带子，就是两个像杯子一样覆盖在乳房上的结构，叫作罩杯。作为胸罩的主要结构，其具有护胸、塑胸、美胸的作用。根据乳房的大小，选择合适的罩杯，胸罩才能穿戴舒服、发挥作用。那该如何测量选择呢？

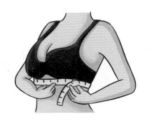

罩杯的尺寸是由其深度决定的。尺寸＝胸围－下胸围。胸围就是乳房最丰满处 1 周的长度，测量时要放松，深吸气，身体处于自然状态，自己测量时要通过镜子确认背后尺子是否水平。下胸围就是沿乳房底部测量 1 周。两者相减得到罩杯尺寸，可对应出罩杯型号，见表 4-1。

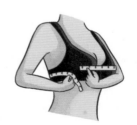

表 4-1 胸罩罩杯尺寸对照

尺寸（厘米）	7.5	10	12.5	15	17.5	20	22.5	25	27.5	30
型号	AA	A	B	C	D	E	F	G	H	I

　　罩杯根据包裹程度可分为：全罩胸罩、3/4罩杯胸罩、1/2罩杯胸罩。全罩胸罩可以将乳房全部包于罩杯内，具有支撑与提升集中的效果，是最具功能形的罩杯。任何体型皆适合，尤其适合乳房丰满及柔软的人。3/4罩杯胸罩是常见胸罩中集中效果最好的款式，可以让乳沟明显的显现出来。任何体形皆适合。1/2罩杯胸罩有利于搭配服装，通常可以将肩带取下，成为无肩带内衣，机能性虽较弱，但提升的效果不错，胸部娇小者穿着后会显得较丰满。

　　通过测量可以大致算出来需要选择什么样一个范围的罩杯，但是佩戴是否舒适，是否适合自己还是要试一试才知道，那么试戴的时候需要注意哪些呢？

　　(1)下胸围是否稳定不会滑动，而且前后是否保持水平高度一致。下胸围如果会上下滑动或前后高度不一样，可能是下胸围尺寸不合以及肩带太松的原因。

　　(2)罩杯上缘是否贴在乳房上。罩杯上缘塌陷到乳房上，或松松垮垮的，那就表示罩杯大小不合适。一般不是很丰满的乳房宜选择3/4罩杯的内衣。至于很丰满的乳房，最好能选择全罩式的罩杯。

　　(3)两个罩杯中间是否贴服在胸口。如果罩杯中间没有贴服在胸口上，而是贴在乳沟上，这样的胸罩表示罩杯的深度不够。有些女生为了让乳沟更明显常常会故意买小一号罩杯的内衣。长期穿戴罩杯不够深的胸罩的话，容易导致胸部外扩变形。

　　(4)乳头是否对准了罩杯的顶点。如果乳头无法对准罩杯的顶点，那这款内衣的剪裁并不适合你。

　　(5)腋下是否有赘肉。如果穿戴后腋下出现赘肉，那么有可能是尺寸不合适，也可能是穿戴方法不正确。体型偏胖的女生经常会出现这种情况，适当减重可缓解。当然，还有一部分人是因为存在副乳，轻微者只是在腋下多出来一块赘肉，比较严重的会影响上肢活动，可咨询专科医生，必要时手术切除。

　　(6)肩带会不会常掉下来。肩带的松紧度要适中，太紧容易阻碍血液循环，太松会掉下来而且也不能分散支撑乳房的重量，这样可是会造成内衣滑动的，而且内衣如果不能稳定，就会失去支撑固定乳房的功能了。

　　相信通过以上的介绍您一定能选择出适合自己的胸罩，让您戴出舒适，戴出性感，戴出健康。

陈卓

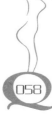

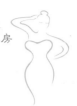

28

羞羞，乳头勃起了

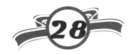

乳房被称为女性第二性征器官，性兴奋时会出现明显的变化。

大家知道，男性的生殖器官受到刺激时可以勃起。细心的女性可能会发现，乳头也有勃起的现象。正常的乳房当其乳头受到牵拉、触摸、冷热或摩擦等刺激，或出现性兴奋时，乳晕会发生不自主的收缩，乳头变硬、勃起。乳头不仅具有哺乳作用，它还是个性器官，其勃起不仅对女性本身，还对夫妻性生活的和谐有很大的影响。那乳头为什么会勃起呢？

乳头位于乳房顶端，突出于皮肤，表面有乳腺管的开口。乳头乳晕皮肤内有丰富的平滑肌纤维组织，附着于乳晕皮肤基底。当平滑肌纤维组织收缩时，乳头就会勃起。

那是什么原因导致平滑肌组织收缩呢？这是因为平滑肌组织受交感神经的支配，在乳头内有丰富的神经末梢，当这些神经末梢受到刺激时，交感 β 肾上腺素能神经纤维兴奋，使乳头内平滑肌收缩。

交感 β 肾上腺素能神经兴奋一般有两个方面的原因：机械刺激和精神因素。机械刺激包括牵拉、触摸、冷热或摩擦等刺激。精神因素主要表现在性兴奋时，身体内肾上腺素分泌增多，同时兴奋了支配乳头的肾上腺素能神经，引起平滑肌细胞收缩，使乳头勃起。另一个比较常见的精神因素是紧张，紧张时体内肾上腺素分泌也是增多的，同样会导致乳头勃起。

体内肾上腺素水平升高导致的平滑肌收缩不仅仅表现在乳头上，另一常见部位是毛囊，毛囊内的平滑肌细胞收缩就出现了"鸡皮疙瘩"，但乳头内含有的神经末梢更丰富，所以乳头也更加敏感。

随着科学及文明的普及和人们性意识的觉醒，越来越多的人认识到乳房不仅是哺乳器官，它还是个重要的性器官，其主要作用是体现性感、唤起性欲并参与性活动的全过程。乳房的性功能在女性身上体现得尤为明显，其作用丝毫不亚于阴道、阴蒂和子宫。在两性接触中，女性乳房具有吸引异性的魅力和激发性欲的作用。

有些女性仅仅由于对乳房，特别是对乳头的刺激即可引发性高潮。在女性性反应中乳头勃起是性兴奋期的主要特征之一，由于充血，乳房可明显增大。许多男性的乳头，在性生活中也常常出现规律性地勃起。

陈卓

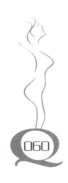

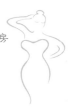

29

为什么多长了一对乳房？

腋窝的那一团肉，叫副乳。副乳不手术就会癌变吗？

乳房是哺乳动物的重要特征，但不同的动物，乳房和乳头的数量是不一样的。牛有 4 个乳头，羊有 2 个乳头，猪可以有十几个乳头。牛和羊的多乳头是长在 1 个乳房上，但猪是每个乳房有 1 个乳头。大部分人类只有 2 个乳房，各有 1 个乳头。但有些人会有更多的乳房，这是怎么回事呢？

多余的乳房称为副乳，是乳房发育异常所导致，又称异位乳腺。在《人类起源》里达尔文就提到过多乳房存在，并且将其描述为返祖现象。自胚胎第 6 周起，在乳线（腋窝至腹股沟连线）上开始出现 6~8 对的乳腺始基，随着胎龄增大，除胸前一对表层细胞继续发育形成乳腺外，其余均逐渐萎缩并消失。

结合乳腺的起源，在正常人类，只有一对位于胸部两侧的乳腺，但在胚胎发育期间，乳线上除胸段以外的上皮部分没有及时萎缩而继续下陷增生，则出现了应退化消失而未退化消失的乳腺，可以是一对、多对或单个，这种情况称为副乳腺或超数乳腺、多乳畸形。

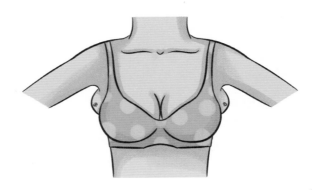

根据副乳的形态，可分为完全型副乳和不完全型副

乳。完全型副乳是指乳头、乳晕及乳腺腺体俱全者。发生于腋窝的副乳通常为此型，体积较大，随月经来潮可出现胀痛，妊娠期明显增大，哺乳期可出现泌乳。不完全型副乳是指乳头、乳晕及乳腺腺体部分缺失者，可分为以下5种：①仅有乳腺腺体；②仅有乳头；③仅有乳腺腺体和乳头；④仅有乳腺腺体和乳晕；⑤仅有乳头和乳晕。胸前方副乳多为此型，一般体积较小，或仅有副乳头。其他部位者多仅有副乳头。有时发生于男性的副乳，仅有乳头，而易被误认为痣。

大部分副乳都位于腋窝处，腋窝－腹股沟区域外的副乳则很少见。副乳腺组织可独立存在，也可同时伴有副乳头，如既有腺体组织又有乳头形成，则称为完全型副乳。副乳会比正常的乳房更容易癌变吗？目前还没有大规模的证据。副乳是正常胸部两侧乳腺以外多余的乳腺，会有什么危害呢？①副乳因多含有乳腺组织，和正常乳腺一样，均受到内分泌的影响而发生周期性的变化，故可出现与正常乳腺一样的生理变化。②副乳多表现为腋窝突出于腋前线的"赘肉"而影响美观。③所有在正常乳腺可以发生的病理变化均可发生于副乳，如乳腺纤维腺瘤、乳腺叶状肿瘤、乳腺炎和原发性恶性肿瘤等。所以有人忽悠你副乳都会癌变的时候，请到正规医院就诊吧。

副乳如果没有明显症状可以不用处理，当副乳给患者造成以下困扰时，可以采取手术切除：①副乳体积逐渐增大，影响外观及日常活动；②出现明显疼痛症状，影响休息；③副乳内可触及肿物，考虑为副乳内肿瘤或炎症。

王晓春　韩倩倩

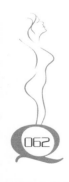

30

青春期的裹胸

你可能不知道，你的青春期女儿，乳房刚刚发育，为了怕别人笑话，正在用裹胸紧紧地压着乳房。

女孩进入青春期后，由于激素的作用，乳房发育明显增大，这本是自然的生理现象，标志着女孩开始性成熟。隆起的乳房体现了女性成熟体形所特有的曲线美和健康美，并为日后哺乳做好准备。但有一些女孩会因此害羞、心理上无所适从或为了追求所谓的苗条身材，常用束带、紧背心之类的东西偷偷地把乳房紧紧地包裹起来。

这种做法是非常不可取的。青春期裹胸会影响身体发育，首先裹胸可以使胸部器官如心脏、肺部受到压迫，使肺部不能充分扩张，还会限制胸廓的发育，影响胸廓的外形及胸腔的容积，从而使心肺的发育及功能受到影响，不利于有效地吸收充足的氧气，对身体的健康非常不利。

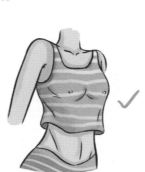

同时裹胸会压迫乳房，使血液循环不畅，从而产生乳房下部血液淤滞而引起乳房胀痛，使乳腺腺泡发育受阻，影响乳房增大，甚至造成乳头内陷，

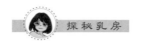

使将来的哺乳功能受到影响。

因此应正确认识乳房发育，父母们应多关注青春期发育的女孩，给予正确的引导，让她们对青春期发育有正确的认识，避免其自卑、害羞的心理，避免裹胸。

那么青春期女孩如何保护乳房呢？可遵循以下几点意见。

（1）姿势方面　走路时要挺胸、收腹，不要含胸驼背。睡觉时宜采用仰卧或侧卧位，不宜俯卧。

（2）营养方面　不可因追求苗条而过分节食或偏食。适量的摄入脂肪，有利于增加乳房的脂肪量，保持乳房丰满。

（3）运动方面　可适当多做些如扩胸运动、俯卧撑等加强胸部肌肉的锻炼。

（4）保护方面　在乳房发育过程中，有时会出现轻微的胀痛或瘙痒，不可用手挤捏或抓，可用湿毛巾轻轻擦拭。在劳动过程中或运动中要保护好乳房，避免因撞击或挤压而受伤。

（5）穿衣方面　不可过早的佩戴美体胸罩，以免影响乳房的正常发育，应选择柔软、透气的材质，肩带不宜过细，松紧大小要合适。睡觉时要取下胸罩，以保证夜间呼吸顺畅。

（6）健康方面　如果发现乳房出现异常的现象，如可触及硬结或有异常分泌物等，需要及时到医院接受检查，及时排查身体疾病。

总之，青春期太紧的裹胸是对健康不利的，应该避免。青春期女孩一定要保护好乳房，选择合适的运动，注意营养均衡，多吃新鲜蔬菜和水果，避免乳房受到撞击或挤压，选择合适大小的内衣，保持积极乐观的心态，顺利度过青春期，健康地成长。

段馨

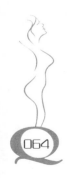

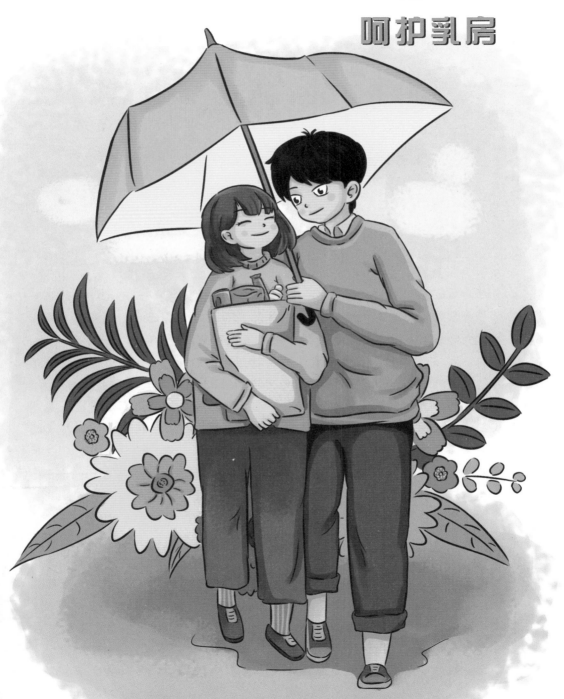

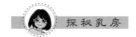

大家经常说的乳腺增生，应该叫"乳痛症"

大家经常说的乳腺增生，其实属于乳痛症，中医也叫作乳癖。每个月都有那么几天，胸部胀胀的。

经常有年轻女性就诊时发问："为什么每个月总有那么几天，胸部胀胀的？"特别是月经前期，甚至可以摸到大小不等的"硬疙瘩"，月经后疼痛症状就会缓解，"硬疙瘩"也会变小或者消失不见。

约70%的女性，特别是年轻未婚女性，在她们的一生中都会经历乳房疼痛的不适感，这也是女性们最常抱怨的问题。临床上将其称为乳腺囊性增生症，此病最大的两大帮凶就是"乳房疼痛"及"乳房肿块"。而"乳痛症"就是其最常见的伴随症状，也叫"单纯性乳腺上皮增生症"，属于中医乳癖或经行乳房胀痛范畴。可以发生于双侧、单侧或者腋下，多为胀痛或刺痛，以单侧为主。

乳痛症的发病原因目前尚未明确，一般认为与以下几点相关。①性激素异常：特别是月经的"突然袭击"导致我们的机体内雌孕激素比例失调，刺激乳腺腺体过度增生，产生组织结构紊乱，进而发生纤维化出现乳房疼痛。②情绪、社会心理学因素：部分女性患者出现乳房疼痛时，会加重心理负担，甚至对工作、生活产生影响，使病情加重甚至反复，如此恶性循环，使催乳素分泌增高刺激乳腺腺体增生，出现乳房疼痛甚至硬结。③必需脂肪酸水平：女性体内饱和与不饱和脂肪酸比例的增加或者失调，同样可以导致雌孕激素受体的异常敏感，产生一系列因激素异常导致的身体局部反应——乳痛症。

乳痛症的诊断主要通过详细的病史采集、体格检查、影像学检查甚至病理学检查来进行判断。小于 40 岁的女性因其腺体致密，射线不容易通过腺体，所以乳腺彩超要优于乳腺钼靶，必要时也可以二者结合使用。而对于可以摸到的结节，且边界不清、质地较硬与乳腺癌肿块较难区分时，可以采用空心针穿刺活检行病理检查以排除恶性的可能。

对于乳痛症与乳腺癌的发生关系应该是女性患者最为关注的问题了，一旦出现乳房疼痛，有的患者就会"浮想联翩"，以为自己"大祸临头"了。而临床研究表明，乳痛症患者与正常人发生乳腺癌的概率并无明显差异，产生差异的根源是乳腺增生的病理分型，只有判定为非典型性增生时才属于真正的癌前期病变，也就是发生乳腺癌的"关键环节"，所以，人们大可不必"谈痛色变"。

症状较轻的乳痛症可不必治疗，多数患者可在 1~2 年间自行缓解，此时相比于中西医药物治疗，调节患者情绪，帮助患者释放压力，或者联合心理医师进行疏导治疗会取得意想不到的显著效果。而对于反复发作的乳痛症患者，每个月疼痛多于 7 天或发作时间超过 6 个月，严重影响生活及工作质量的患者，应给予药物干预治疗。因乳痛症属于中医范畴，以活血化瘀、疏肝理气的中成药治疗为首选，如乳癖散结胶囊、乳癖消、乌鸡白凤丸等均可以起到明显的缓解疼痛及减少乳腺结块的作用。西药中的丹那唑、溴隐亭及他莫昔芬，虽可取得良好效果，但因副作用较大不宜作为首选。最后一种方式就是外科手术治疗，主要用于药物治疗无效患者、排除恶性病变，避免漏诊。

以上为大家粗略地概述了一下乳腺增生症及乳痛症，希望可以通过这篇文章为大家答疑解惑。在我们的日常生活中，保持愉快的心情会让各种"不法分子"对我们避而远之，那么为什么坏情绪总会"盯着"我们的乳房呢，我们将在下节为大家详细介绍。

白俊文

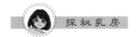

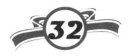

如何通过自我调理缓解乳腺增生？

三分治疗，七分调理，乳腺增生缓解主要靠自己哦。

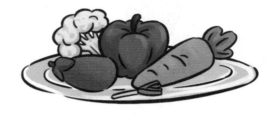

王女士刚满 30 岁，就被医生诊断了乳腺增生。前些天她来到我的门诊，进了诊室后嘴巴就像上了发条一样向我倾诉，关于她的乳房疼痛、全身乏力、月经不正常、婆媳不和，最后告诉我，她已经连着吃了 1 年的中药，乳房疼痛依然如故。我告诉她乳腺增生是女性最常见的乳房疾病，其发病率占乳腺疾病的首位。乳腺增生不能仅仅靠药物治疗，更重要的是根据发病的原因进行自身的调节。所谓三分治疗，七分调理！

(1)调节情绪：不生气，不抑郁，心平气和，肝气舒畅！

不良的情绪是导致乳腺增生最常见，也是最重要的因素。中医讲：怒伤肝，肝气不舒则气机郁滞，导致经络不通，不通则痛。王女士在日常生活中常常因为琐事和婆婆、老公争吵，儿子的顽皮也让她大伤脑筋。每次生气之后她的乳房疼痛都会加重，我告诉她家和万事兴，这个"万事"里面最重要的就是健康的事。

(2)调节饮食：少辛辣，少油腻，清淡营养，饮食有节！

过度溺爱生冷、甜食、辛辣、油腻食物，以及饮食不规律的人更容易受到乳腺增生的侵扰。王女士问道，为什包括内科、外科的每个医生都建议清淡饮食呢？其实道理很简单，"脾胃为后天之本"，老祖先在 2 000 年前就告诉我们要"饮食有节"，饮食不节制就会损伤脾胃，引起疾病。

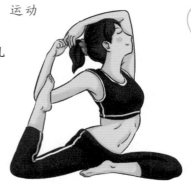

（3）调节压力：莫紧张，勿过劳，劳逸结合，运动适当！

现代人的生活节奏越来越快，职业女性的乳腺增生也越来越多。来自家庭的压力、职业的压力、社会的压力纠结在一起，让人感觉"压力山大"，无法解脱。过度劳累，包括夫妻性生活的过于频繁也会导致人劳力过度，"耗伤元气则肾虚脾伤，充任失养，而生乳癖"。乳癖就是乳腺增生的别名。所以说，劳逸结合也是治疗乳腺增生的灵丹妙药。

（4）调节作息：不熬夜，睡眠好，作息规律，起居有常！

王女士由于思虑过度，还患上了失眠的毛病。每天晚上只能靠电视剧的声音麻痹自己才能入眠。门诊上还会见到一些年轻的女孩患有乳腺增生，则是因为喜欢熬夜。别人已经进入梦乡的时候，她们的夜生活才刚刚开始。凌晨的网吧、迪厅、夜总会、酒吧里，充斥着欢声笑语，也埋下了健康的祸根。

（5）定期体检：自我查，医生查，每年1次，未病先防！

得了乳腺增生不可怕，可怕的是得乳腺癌。尤其是35岁以上的女性，就更应该坚持乳房的健康体检。目前认为，健康体检是早期发现乳腺癌最好的方法，而且乳腺癌的早期诊断、早期治疗可以获得相当理想的治疗效果。

（6）药物治疗：乳房痛，乳房胀，辨证论治，祝您健康！

听到王女士说她已经连续吃了1年的中药，我感到很惊讶。再听她说吃药的方法我就更加咂舌了，原来她都是自己到药店随意购买，凡是带"乳"字的中成药几乎都吃过。我告诉她，乳腺增生不是仅仅局限于乳房的疾病，而是全身的疾病在乳房上的表现。用中药或者中成药之前，要根据自己的全身状况进行"辨证"，只有对症下药，才有可能药到病除。

总之，乳腺增生是和生活习惯相关的疾病，自我的调节要远比药物的治疗更重要。除了以上的因素，其他因素比如高龄不育、产后不哺乳、频繁人工流产、内衣过紧、长期口服避孕药、性生活不和谐等都是影响女性乳房健康的因素。在自我可以控制的范围内尽可能地做到"情绪稳定、饮食有节、起居有常、劳逸结合、定期体检"，这几句话可以作为乳腺增生患者的"健康宝典"谨记。另外，作为医生，我不建议乳腺增生的患者长期口服药物，俗话说"是药三分毒"，药物治疗占"三分"，自我的调节则占"七分"！

吕鹏威

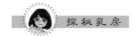

33

为什么称乳房为"情绪器官"？

> 无论中医还是西医，坏情绪都被认为是导致乳痛症的原因之一。

常言道"知足者常乐，善笑者长寿"，自古以来，坏情绪总能引发一些身体不适，小到郁郁寡欢，大到恶性肿瘤的来袭，其中乳房疾病便从中"脱颖而出"，特别是乳腺增生症，极大地困扰着很多年轻女性。那么为什么坏情绪总是跟我们的乳房紧密相关呢？我们将从中西医两个角度为大家介绍。

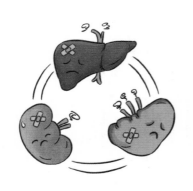 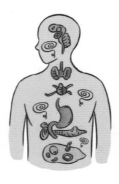

乳腺增生症属于中医中的"乳癖"，中医认为乳腺增生症的发病机制与肝、肾、脾三脏有密切关系，肝气郁滞，冲任失调，痰瘀凝结是形成乳腺疼痛及乳腺肿块等症状的重要病机，《圣济总录》中描述"妇人以冲任为本，若失之将理，冲任不和，阳阴经热，或为风邪所害，则气奎不散，结聚乳间，或硬或肿，疼痛有核。"冲任之脉属肝肾，冲任之疏泄主于肝，因此通过调理肝肾的阴阳则可调和冲任。大部分中医学家认为，此病病因大多为饮食不节，劳倦思虑伤脾，脾失健运；或郁怒伤肝，肝气郁结，气滞血瘀；或痰湿内蕴，瘀血、痰浊有形之邪互结，积聚乳络，日久而成包块。简而言之就是饮食、精神状态、情绪等均可以导致乳腺增生的形成。

而乳痛作为乳腺增生症的常见伴随症状，常因情绪不畅或心烦易怒，情志不畅，郁久伤肝，致气机郁滞，经脉阻塞不通，轻则不通则痛，重则气血周流失度，气滞痰凝、血瘀结聚成块而发本病。

因为肝肾脾三脏失调导致乳腺增生症，所以目前以中药为主的全身综合性治疗已渐成为国内治疗该病的主潮流，治疗主要是疏肝补脾，肝气舒畅则条达，肝为刚脏，体阴用阳宜升发而疏散。肝气既恶抑郁，也忌过亢。与此同时积极缩短医治时间，可以更加快速地缓解患者的心理压力，心气畅顺更有利于病情缓解。祖国医学以疏肝理气的逍遥散施治取得较好疗效即为佐证。

而西医则认为内分泌激素失调是导致乳腺增生的"罪魁祸首"。人体的内分泌轴相当于"总司令部"，直接掌管着乳房的生长发育和分泌功能，其中以雌、孕激素为"首领"。女性患者在月经来潮、卵巢功能发生紊乱、绝经年龄越晚等情况时均会使雌性激素水平相对升高，导致内分泌"总部"失调，使"下属系统"——乳腺导管和乳腺上皮组织增生，出现乳房疼痛及乳房肿块等一系列症状。

治疗上常采用雌激素受体拮抗剂三苯氧胺与体内雌激素"争夺"共同的"食物"——受体，从而阻断过量的雌激素刺激乳腺及周围组织的过度"膨胀"增生，使增生组织复原、乳腺肿痛消失。但是因为此药并发症较多，不被临床广泛应用于乳腺增生症及乳痛症。

反复且较重的乳房疼痛患者可出现焦躁、抑郁等严重心理问题，而这些坏情绪又可影响女性内分泌系统加重乳房疼痛，形成"疼痛—负面情绪—疼痛加重"的恶性循环。因此，应保持乐观情绪，减轻心理压力，淡化生理忧郁，激发气血流通，从而缓解疾病症状。此外，保持良好的心态，还可以将很多疾病"扼杀在摇篮里"，从而防患于未然。

白俊文

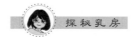

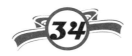

钼靶好还是彩超好?

不同的检查有各自的优点，也有不足之处。不同的乳房也有各自的特点，是致密型或脂肪型? 做什么还是听医生的吧。

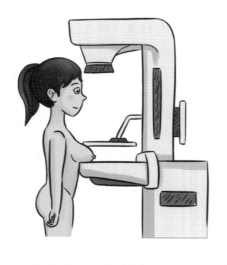

钼靶最早源于 1965 年，之后技术不断改进，成像质量不断改善，对患者的辐射剂量也持续降低。钼靶是早期发现乳腺癌的重要检查手段，据报道它是目前唯一一致发现能降低乳腺癌相关的死亡率的影像学手段。钼靶检查可以在乳腺癌临床表现明显前一年半到四年时间发现问题，早期识别乳腺癌从而降低死亡率。

钼靶检查是利用 X 射线透过乳房组织成像原理，检查时需对乳房进行充分压迫，足够的乳房压迫暴露是获得高质量钼靶片所必需的，压迫增加了图像的对比度，同时也降低了辐射剂量，提高了成像质量。但压迫时会有一些不适，如果乳房疼痛严重的时候，比如乳房脓肿时，做钼靶可能会更加痛苦，请咨询医生来决定做什么检查。

由于钼靶检查是利用 X 射线成像，那么钼靶的辐射是否增加了患癌风险? 根据目前报道，没有证据表明，40 岁开始的女性常规钼靶检查与放射风险增加相关。对于被检查者来说，重要的是在不影响图像质量的情况下尽可能降低辐射剂量。常规筛查性乳腺钼靶所接收的有效剂量为 0.7 毫西弗（mSv），相当于接受 3 个月天然本底辐射的剂量（天然本底辐射包括宇宙射线和自然界中天然放射性核素发出的射线。通俗地说就是我们日常生活中接触的辐射），其实钼靶的 X 射线剂量也没那么可怕。

钼靶发现的异常主要包括：肿物、钙化、不对称和扭曲结构。乳腺癌的钼靶特征主要表现为：边缘有毛刺肿块，形状不规则，高密度，恶性钙化（簇状微小钙化、泥沙样钙化等，密集、大小不等、形态不一钙化）、沿乳腺导管呈线样分支样钙化（通常为高级别导管原位癌）等。

我们会有个疑问，为啥年轻姑娘我们一般不推荐做钼靶检查呢？这时候又有另外一个概念，乳房密度。与白人女性相比，亚洲女性的乳房密度较高，致密组织容易掩盖潜在的病灶，降低钼靶检测细小病变的敏感度，而且大多数乳腺癌是从腺体发展来的，乳房密度增加是乳腺癌的独立危险因素，对于乳房密度高的女性可以补充乳腺彩超作为筛查手段。

乳腺彩超检查通过超声波成形原理，无辐射，可以帮助乳腺密集女性进行病灶筛查，与钼靶相补充，可以提高筛查的灵敏度。

不管是乳腺彩超还是钼靶检查，当我们拿到报告时都会遇到 BI-RADS 分类，BI-RADS 分类究竟是什么？是良性的还是恶性的？ BI-RADS 0 类：需要额外的检查进行评估。BI-RADS 1 类：未发现异常，定期随访。BI-RADS 2 类：有些良性的病灶，无须进一步处理。BI-RADS 3 类：良性可能性大，恶性可能 < 2%。BI-RADS 4 类：异常发现，恶性可能为 2%～94%。BI-RADS 5 类：高度提示恶性，恶性程度为 95%～100%。BI-RADS 6 类：确诊为恶性。看着很复杂？不要紧，可以寻找专业的乳腺科医生为您解答疑问。

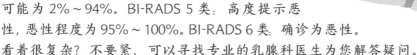

关爱健康，女性 40 岁开始就应该开始定期筛查，一些乳腺癌高危女性可能在 40 岁之前就应该开始接受筛查。高危因素有哪些呢？比如有卵巢癌、乳腺癌家族史，早发现、早治疗。做哪些检查进行筛查？频率又如何？不同的检查有各自的优点，也有不足之处。不同的乳房也有各自的特点，是致密型或脂肪型？做什么还是听医生的吧。

王坤　程敏仪

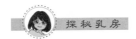

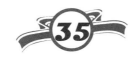

35

磁共振是什么？

> 有没有过做磁共振的经历？嗡嗡的声音是不是记忆深刻？这个可是诊断乳腺癌敏感性最高的影像学检查。

乳腺有三种基本的检查——钼靶、超声、磁共振。经常有朋友问，已经有了钼靶和超声，为什么还要做磁共振？这是因为，磁共振是诊断乳腺癌敏感性最高的检查，它能发现其他检查无法发现的多中心病灶，而且对于钼靶和超声难以做出决断的病灶，磁共振能够做出更精准的评估。

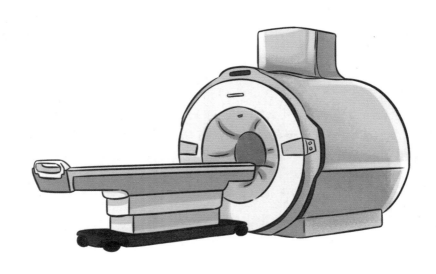

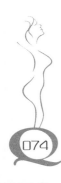

　　做过磁共振检查的朋友都知道，磁共振设备可以说是大型仪器了，在相对封闭的空间里，检查过程中要求一动不动，耳边不停有嗡嗡震动的声音，有时检查之前还需要往血管里打造影剂，检查时间也比较久。

　　乳腺磁共振检查也是如此，但它与其他部位的磁共振检查不一样之处在于，它需要用到专门的乳腺线圈，检查过程中是俯卧位的。正因为磁共振对被检查者的严格要求，才使得它能为患者提供多层面、多方位、多序列、多参数的扫描成像，描绘出病灶的形态特征。注入造影剂可以绘制动态增强曲线，反映病灶的血流动力学特点，从而对病灶的性质进行鉴别。而通过对全乳腺断层扫描以及三维重建，可判断乳腺癌病灶的累及范围，尤其对多灶性、多中心性病变检出率较高。

　　每一项检查都有它的优点和缺点，乳腺磁共振也有它的缺点，比如设备昂贵，检查费用高，检查时间长，假阳性较高，特异度低；以及不能显示微小钙化，对于乳腺原位癌检出的敏感性和特异性较低，须注射造影剂等，使磁共振难以成为乳腺癌的常规筛查手段。

　　那么乳腺的磁共振检查主要应用于哪些人群呢？一是钼靶和超声不能确定病变的性质时，可以加做磁共振检查帮助诊断；二是治疗过程中和治疗后对病变治疗反应进行评估；三是可以作为有较高乳腺癌患病风险女性的筛查方式，可以发现更多隐匿的病变；四是对于特殊情况下，如保乳手术后/假体植入术后的随访，有助于乳腺癌的发现和诊断。

　　而乳腺磁共振也是有禁忌证的，妊娠期女性和有幽闭恐惧症的人不适宜做这个检查。由于磁共振检查室内有强磁场，不仅不能携带金属物进入，特别注意的是身体内装有起搏器等铁磁物质的患者也是不能做磁共振检查的。而对造影剂有过敏的患者也应该避免增强的磁共振检查。

　　总之，乳腺磁共振是目前诊断乳腺癌敏感性最高的辅助检查，应该根据病情需要，听从专科医生的建议，选择这项检查。

王坤　林宇凤

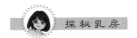
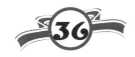

乳房里长了小球球

纤维腺瘤容易长在年轻女孩儿的乳房里，尤其是比较漂亮的女孩，这话你爱听是吧？那么要不要切除纤维腺瘤呢？

一位小姑娘来到我的门诊，走进诊室她迅速把门关上。我发现她特别紧张，问她怎么了。她说昨天晚上洗澡的时候摸到左侧乳房的乳头边长了一个小球球，一摸还会跑。我安慰她别紧张，经过检查之后，告诉她这个小球球可能是乳腺纤维腺瘤。建议她去查一下乳房彩超，明确一下病变的大小、位置及形态，还可以看看乳房里面还没有别的病变，因为可能有一些瘤子手是摸不到的。纤维腺瘤是年轻女孩常见的乳房疾病，这种病的病因、临床表现、需要做的检查、诊断、治疗及预防的方法是什么呢？

卵巢功能旺盛，雌激素水平过高，雌孕激素比例失衡，加之患者对雌激素反应敏感，在雌激素的长期刺激下，引起乳腺腺上皮组织和纤维组织过度增生，结构紊乱，形成肿瘤。由于乳腺纤维腺瘤与性激素分泌旺盛有关，故此多发生在青年女性，月经来潮前或绝经后女性少见。

纤维腺瘤主要表现为乳房无痛性肿块，往往是无意中被发现。单发肿块居多，亦可多发，也可两侧乳房同时或先后触及肿块。多为圆形或椭圆形，边界清楚，边缘整齐，表面光滑，富有弹性，无压痛，活动度较大，与皮肤无粘连。

彩超能显示乳房各层次结构及肿块形态、大小及回声状况。乳腺纤维腺瘤彩超显示多为圆形、卵圆形均匀低回声肿物，多可见光滑清晰的包膜回声，肿块后方回声正常或轻微增强，可见侧方声影，肿块内有时可见伴声影的粗大钙化。彩色多普勒超声显示肿块内多无血流信号或见少量血流信号。

　　青春期女孩，多为致密型乳腺，不适宜进行钼靶摄影。中年及以上女性乳腺 X 射线片中纤维腺瘤表现为圆形、卵圆形高密度影，可以和乳腺癌进行鉴别。

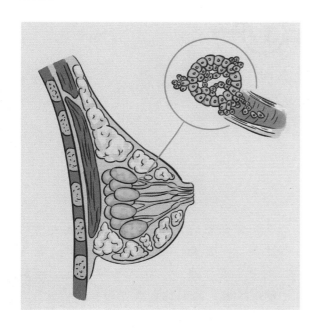

　　年轻女孩发现乳房活动性很好的小球球，临床可考虑为乳腺纤维腺瘤。但对于 40 岁以上女性，乳房发现无痛性肿块，要提高警惕，不要轻易诊断乳腺纤维腺瘤，应借助影像学检查鉴别诊断，必要时手术活检依据病理组织学检查确诊。

　　大部分比较小的乳腺纤维腺瘤发展缓慢，没有症状，不影响生活和工作，极少恶变。可以密切观察定期随诊，并不需要手术。观察过程中，如果发现纤维腺瘤持续增大，或彩超原显示肿块内无血流信号变为可见大量血流信号，或 BI-RADS 分类级别增加，应手术切除。还有需要注意的是，在准备怀孕之前，应与主管医生沟通，决定是否进行纤维腺瘤切除术。

　　纤维腺瘤切除的手术方式，可以选择微创旋切手术或者开刀手术。每一种手术方式都有优点和缺点。要根据自身的肿块大小、位置、数量等因素和医生详细沟通，选择最适合自己的治疗方法。

王燕

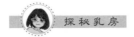

37

乳头流血啦

乳头流血了，是乳腺癌吗？

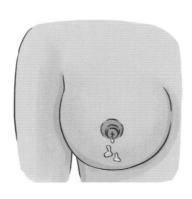

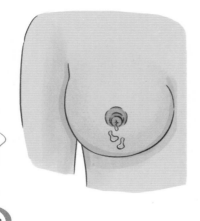

常常会在门诊工作中遇到惊慌失措的女性说："大夫，我的乳头出血啦！我是不是得了乳腺癌？"乳头有鲜红色、暗红色血液溢出，我们称之为乳头血性溢液。

何谓乳头溢液？各种性状、颜色的液体自乳头部乳管开口处溢出，我们称之为乳头溢液，血性溢液也包括在乳头溢液的范畴内。通常我们把乳头溢液分为生理性溢液和病理性溢液。

生理性溢液：成年女性偶尔自发地自乳头溢出少量液体。女性通过乳房按摩和轻度的挤压、抽吸，自乳头溢出少量液体。溢液的颜色常常呈无色透明的，乳汁样的，淡黄色的，有时候是绿色、褐色、深蓝色的。溢液常常是多导管的。

妊娠期有时候也会出现血性乳头溢液，原因是这个时期的乳腺组织血液供应更加丰富，毛细血管扩张，可能发生自发的破裂或在挤压、婴儿吸吮的情况下发生破裂出血。服用某些药物可能导致乳头溢液，如精神类药物吩噻嗪、氟哌啶醇等，某些抗高血压的药物甲基多巴、利血平等，阿片制剂，含雌激素的药物等。

病理性溢液常常是血性的，单导管的溢液。我们看看引起病理性溢液的常见原因：

(1) 导管内乳头状瘤　导管内乳头状瘤是引起浆液性或血性溢液最常见的原因，导管内乳头状瘤表面上会有一些薄壁的小血管，这些小血管在挤压的状况下或自发破裂就会引起乳头的血性溢液。

(2) 乳腺癌　浸润性癌和非浸润性癌都可引起乳头溢液，但是以导管原位癌多见，癌肿侵犯乳管内的小血管或者肿瘤组织坏死，血管破裂就可能引起乳头血性溢液。

出现了乳头溢液的现象不需要紧张，在我们不能判断是否正常的情况下及时就医是合理的选择。乳腺专业的医生会根据我们乳头溢液的不同情况选择不同的应对策略。常用的检查方法有超声、钼靶摄影、乳管镜检查等，必要时可以进行乳腺磁共振检查。

当不能排除乳腺恶性肿瘤的情况下，穿刺或切除行病理检查也是必要的。生理性溢液是常见的情况，在排除异常病变的情况下观察、随访就足够了，通常不需要特殊治疗。我们要避免因为少量的生理性溢液而过度紧张，过度检查，过度治疗。

导管内乳头状瘤恶变的机会较大，理论上大概有8%～10%恶变率，手术仍然是必要的选择，一般须行乳腺的区段切除，病变导管切除或微小结节的切除。

有时候非哺乳期女性的乳头会溢出乳汁。少量的溢乳或挤压导致的溢乳不说明严重的问题，不需要治疗。较大量的溢乳往往因催乳素的升高引起，催乳素的明显升高一是药物的问题，二是要考虑到脑垂体催乳素微腺瘤的可能，必要时可以行头颅磁共振检查明确。

高催乳素血症会导致不孕，如果是希望怀孕的女性，需要通过药物治疗来降低催乳素至正常水平，药物治疗主要是口服溴隐亭。

李建国

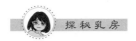

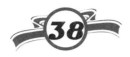

乳头，你为什么藏起来？

先天性乳头内陷不仅仅会藏污纳垢，还会影响哺乳，甚至得乳腺炎。

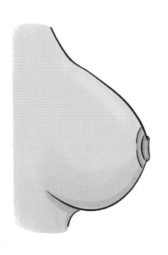

乳头不能凸出而是向内凹陷，称为乳头内陷。乳头内陷的发生一般是由于先天发育不良引起，如乳腺导管短缩，部分组织纤维化挛缩，乳头平滑肌发育不良等。其中乳腺导管短缩和组织纤维化挛缩是引起乳头内陷的主要原因。

乳头内陷的程度因人而异，轻者仅表现为不同程度的乳头低平或回缩，受刺激后可凸出或可挤出乳头。重者表现为乳头完全陷于乳晕内，无法被牵出，呈火山口状，并常伴有分泌物或异味。内陷的乳头即使挤出，一般也较细小，常无明显的乳头颈部，并呈分裂状。

根据乳头内陷深浅不一可分成三度：

(1)一度为部分乳头内陷，乳头颈部存在，能轻易被挤出，挤出后乳头大小与常人相似；

(2)二度为乳头完全凹陷于乳晕之中，但可用手挤出乳头，乳头较正常小，多半无乳头颈部；

(3)三度为乳头完全埋在乳晕下方，无法使内陷乳头挤出。

乳头内陷极易引起乳头炎症、乳晕炎症和乳腺炎症等疾病，严重乳头内陷导致内陷皮肤黏膜化伴有湿疹，可出现出血、糜烂，形成慢性炎症。乳腺导管又与内陷处相通，炎症可向乳腺内扩散逆行性感染，引起乳腺炎。

乳头内陷严重影响母乳喂养。不论乳头扁平还是内陷，势必影响婴儿的吸吮，使产后母乳喂养发生困难，或无法哺乳。另一方面，由于乳汁不能排出而造成积乳，可能造成乳房继发感染。纠正乳头内陷的方法如下。

(1)手法牵拉 青春期是乳房发育的重要时期，也是纠正乳头内陷的重要时期。经常牵拉乳头，可以使乳头突出，乳腺导管、纤维条索及平滑肌伸展延长，乳头自然逐渐向外凸起。但这需要较长的时间，循序渐进地进行，才能获得好的效果。

(2)吸引疗法 与手法牵拉的作用原理相似，通过负压吸引装置，对内陷的乳头造成牵拉，达到延长乳腺导管及纤维条索的目的。

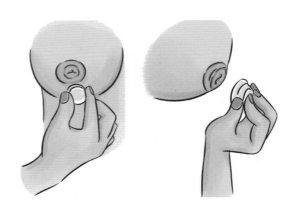

(3)手术治疗 目前比较常用的手术方法是支架外固定法和切开手术法。支架法是将凹陷的乳头通过钢丝固定于外支架，经过3~6个月的持续牵拉，达到延长乳头、矫正乳头内陷的目的。该方法不用在皮肤上做切口，不破坏乳腺导管，可以尽最大可能保留哺乳功能，同时也不会影响乳头的感觉，且复发率低。缺点是治疗时间较长，可能引起生活不便。

对已经生育，将来不考虑哺乳的女性，或局部炎症反复发作，瘢痕牵拉严重凹陷畸形的患者，可以采用切开的方法。术中完全切断乳腺导管，充分松解凹陷乳头，设计组织瓣充填乳头根部组织缺损，以加强对乳头的支撑。

目前也有一些学者推荐切开联合外固定方法，切开乳头根部皮肤后，更换方向缝合，使得乳头根部皮肤缩窄。同时配合外固定，也可以起到保留哺乳功能的目的。

另外值得一提的是，如果是后天性的乳头内陷，一定要到医院检查。后天性的持续性乳头内陷有些是乳腺癌的临床表现之一，一定要引起重视。

吴昊 李林

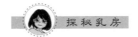
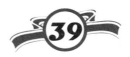

肉芽肿性乳腺炎，不死的癌症？

近年来发病率越来越高的一种乳腺炎症，治疗棘手，易复发，有些患者可迁延不愈好多年。

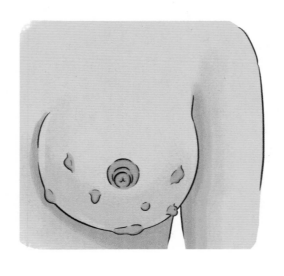

肉芽肿性乳腺炎是以乳腺组织肉芽肿形成为主要病理表现的乳腺慢性炎症，主要侵犯乳腺小叶，故也常称为肉芽肿性小叶性乳腺炎。此病常见于哺乳后女性，疾病病程漫长，治疗不当病情容易反复，对患者的身心均易造成较大伤害；同时该病容易误诊误治或者治疗不当，导致迁延不愈。由于其治疗方法不统一、疗效差、病程长，被称为"良性的癌症"，对于乳房的毁损程度堪比乳腺癌。

肉芽肿性乳腺炎高发年龄为 30 多岁，产后 2~5 年，病程一般在 5 个月以内。主要表现为：乳腺肿块，疼痛，质地较硬，形态不规则，与正常组织界限不清，也可有同侧腋下淋巴结肿大。发病突然或肿块突然增大，几天后皮肤发红形成小脓肿，破溃后脓液不多，久不愈合，红肿破溃此起彼伏。

肉芽肿性乳腺炎的治疗原则存有争议，现如今治疗方法中比较常用的有激素治疗、中药治疗和手术治疗。单纯的手术复发率较高，激素或中药治疗缓解后手术则可降低复发率，激素加免疫抑制剂治疗、抗分枝杆菌治疗也有一定的效果。

当该病以肿块为主要表现时酷似乳腺癌，所以处理意见基本统一，应在空心针穿刺活检确诊以后，对病情进行全面评估的基础上才实行分类处理。主要根据病因、病情严重程度、催乳素水平，以及病变累及的范围和伴随其他疾病等，按肿块型、脓肿型和难治性肉芽肿性乳腺炎处理。

肿块型多见于肉芽肿性乳腺炎的早期，通过激素治疗或中药辨证治疗，病灶缩小或消失后应手术切除病灶或病灶区域。是肉芽肿性乳腺炎治疗效果较好的类型。

当疾病进一步发展为脓肿型时，原则上应采用穿刺抽脓结合药物治疗，不推荐单纯脓肿切开引流。由于此病的特征是反复化脓，如果反复切开引流痛苦较大，并且毁损乳腺。

总有一小部分患者发展成为难治性肉芽肿性乳腺炎，此时药物治疗效果差，多处化脓并产生窦道。甚至乳房完全毁损而不得已切除乳房。

还有一些学者建议使用抗分枝杆菌三联药物治疗，也可以取得很好的疗效。但因为此类药物副作用比较大，要慎重选择。另外，中医药对于肉芽肿性乳腺炎的治疗也有独特的优势，对于不同证型的乳腺炎症，可以根据辨证论治的方法进行中药治疗。

谷元廷　李林

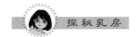

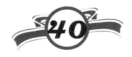

百年隆胸史

注射石蜡，注射奥美定。为了美，历史上的女性一直在摸索，也付出了惨痛的代价。

历代女性同胞为了追求完美胸部可谓"上穷碧落下黄泉"，人们在追求完美胸部的道路上从未停歇。纵观近代人类整形史，隆胸的变革如火如荼，真可谓是一条充满血泪的崎岖道路。

文艺复兴时期，束腰内衣在上层女性中非常流行，人工塑造的纤细腰身用完美的黄金腰臀比将上半身的曲线衬托得更加傲人。可以想象，这一发明问世后在当时引发了何等狂热的追捧和攀比，以至于有人因为过度追求沙漏形的身材而罹患严重的疾病。

疯狂总是能带来新的想法，奥地利外科医生罗伯特·格桑尼在1889年尝试用液体石蜡作为原料进行"注射丰胸"。结果可想而知，这种医疗丰胸技术并未考虑到石蜡与人体组织的相容性，注射石蜡的女性在术后数年内相继出现了乳房硬化畸形、感染甚至乳腺癌等严重并发症，人类首次隆胸手术以彻底的失败告终。

20世纪40年代，一批想象力丰富的外科医生怀着大无畏的探索精神，尝试将玻璃球、羊毛脂、蜜蜡、虫胶、牛软骨、山羊奶、海绵等千奇百怪的材料填充进万千女性的胸部当中。当然这些尝试均以失败告终。

幸运的是，到了1961年，一位名叫法兰克·克罗的整形外科医生开创了人类假体隆胸史的新纪元。他和小伙伴们研发出了世界上首款硅凝胶乳房假体，它的表面是由具有弹性的硅橡胶制成的囊壁，里面充注液态硅凝胶。有趣的是，由于人体对异物的排斥反应，当这种假体置入人体后其表面会形成一层包膜，而正是因为这层包膜的产生，降低了假体在乳房中远期移位的风险。

　　作为一种实体材料，假体隆胸通常需要一台手术来实现，所以势必会对女性造成手术损伤并遗留疤痕。那么有没有一种方法，能够将人体自身的组织作为隆胸的材料代替异物填充呢？答案是有的。

　　早在 1893 年，就出现了"自体脂肪填充"的概念，通过抽吸自身多余的脂肪注入乳房，既能丰胸又能减肥，岂不美哉？这种隆胸术自然受到大家的追捧。但可别高兴得太早，20 世纪中期人们发现，通过移植注入的脂肪无法和周围乳腺组织建立有效的血液循环，从而坏死液化或形成纤维硬结，关于自体脂肪移植的研究随即陷入停滞。不过近年来随着科学技术的发展，自体脂肪的获取、提纯和注射技术不断精进，自体脂肪移植隆胸术再次进入人们的视野。

　　2000 年初，一种号称"人造脂肪"的新型整形材料异军突起。它的学名叫作聚丙烯酰胺水凝胶，在国内商品名叫"奥美定"。当时被认定为具有无毒、环保、低排异性和注射后无异物感等多种优点。上市后仅数年时间，我国已有数十万女性接受了奥美定隆胸手术。然而部分女性在注射奥美定数年之内出现了不同程度的并发症，液态的凝胶在乳腺组织中游走扩散，相继引发化脓性乳腺炎、乳腺内包块、硬结等并发症，严重者甚至因此而罹患乳腺癌。2006 年 4 月，我国药监局撤销了奥美定的医疗器械注册证，全面停止其生产、销售和使用。奥美定，这个一度风头无两的丰胸神器，最终被丢进整形史的垃圾堆里。

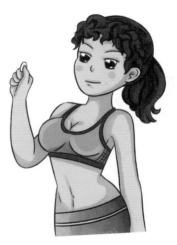

　　近年来随着现代医疗技术的发展，一系列新兴整形技术逐渐进入公众的视线。例如美国医生查尔斯·朗内尔斯在 2016 年通过从整形者的血液中离心制备出高浓度血小板血浆(PRP)注射入双乳，激活乳房皮肤中多能干细胞，促使其分化增殖而使女性的胸部在视觉上更加饱满挺拔，业内称之为"吸血鬼丰胸术"。新的方法究其效果如何？还需要时间加以证明。充满魅力的胸部固然年轻时风光无限，但有趣的灵魂远比好看的皮囊更加历久弥新；榴莲木瓜总有时令，小笼包才是四季皆宜的美食，你说呢？

赵海东

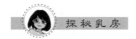

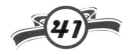

乳房好不好，摸摸就知道

> 很多乳房疾病，是被自己摸出来的。每一个育龄期女性，都应该学会乳房的自我检查。

在临床实践中，大部分乳房疾病都是患者自我查体发现乳房肿块才来医院就诊的，因此，乳房的自我检查对及早发现乳房疾病是非常重要的。尤其是当女性在日常生活中出现乳房不适感时，乳房自我检查也是了解自身状况的主要手段。2018 年国家卫健委乳腺癌诊疗规范将乳房的自我检查作为女性乳腺癌筛查的方法之一。

国家卫健委乳腺癌诊疗规范推荐，年龄为 20～39 岁的女性需要每月进行一次乳房的自我检查（因经期女性乳房腺体生理性增生，建议避开此时期进行乳房自查），此年龄段女性多存在乳腺增生症状，自查时需加以鉴别，乳腺增生的触感比较韧且无明显边界，而乳房肿块的触感更硬并可触及肿块边界；年龄为 40～69 岁的女性，也需每月一次的乳房自我检查，此年龄段女性为乳腺癌的高发人群，需更加注重乳腺癌的筛查，对发现的异常情况建议咨询乳腺科专家的处理意见；年龄为 70 岁以上的女性，需要每月一次的乳腺自我检查，如果发现乳房存在异常情况，包括皮肤红肿、乳头凹陷或乳房肿块，需到乳腺专科门诊及时诊疗，此年龄段女性也存在发生乳腺癌的风险，不能忽视进行乳腺癌的相关查体。

乳房的自我检查包括视诊和触诊，视诊主要是通过肉眼观察双乳对称性、皮肤颜色变化和乳头有无溢液等，而触诊则是通过双手触摸发现有无肿块并明确肿块的大小、边界、活动度和疼痛感等。视诊推荐沐浴之后进行，需在浴室明亮的灯光下，面对宽大的镜子，充分暴露自己的上身；触诊推荐与视诊同时进行，也可以平卧在床上进行。

视诊是需要通过变换体位包括双手下垂和叉腰等观察乳房表面有无破溃、异常凸起等情况，需要额外注意有无"酒窝征"和"橘皮征"（详见第六章第55节），如果视诊发现了相应的异常表现，需要配合触诊进行相关的检查，进一步明确乳房的异常情况。

触诊需要注意检查时的姿势和手法，检查左侧乳房时须左侧胳膊上举抱头，通过右手示指、中指和无名指的指腹以乳头为中心按照顺时针方向轻轻按压整个乳房，并检查同侧腋窝有无肿大淋巴结，最后还需配合右手拇指挤压乳头，明确是否有液体自乳头流出；检查右侧乳房时须右侧胳膊上举抱头，通过左手示指、中指和无名指的指腹以乳头为中心按照逆时针方向轻轻按压整个乳房，并同时检查该侧腋窝和乳头的情况。乳房自我检查时一定要注意触诊的手法是通过指腹轻柔按压，而不是用手指挤捏乳房，挤捏容易导致将正常腺体或脂肪组织判断成"肿块"的错觉。

乳房自我检查是女性自我健康意识的重要体现，也是乳腺癌"早发现、早诊断、早治疗"三早预防的关键环节，其操作方法简单、易学，能够较早地发现乳房的异常情况，从而为及早发现乳房疾病提供了帮助，也为乳房良恶性疾病的确诊提供了帮助。因此，推荐女性朋友熟练掌握乳房自我检查的技巧，并定期检查自己乳房的健康状况，做好乳房健康的管理。

王永胜　丛斌斌

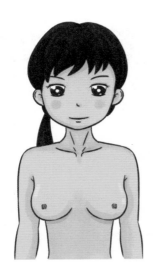 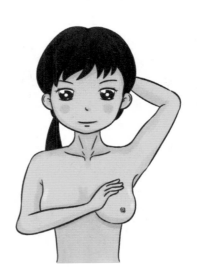

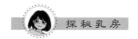

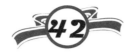

多吃维生素就能抗癌吗？

维生素 A、B、C、D、E，有两块钱一瓶，也有几百块钱一瓶。到底靠不靠谱？

癌症是目前仅次于心脑血管病的第 2 位死亡原因，世界卫生组织指出，癌症是可以预防的，在癌症发生发展的过程中，膳食营养因素起着至关重要的作用。维生素是维持机体生命活动过程所必需的一类微量的低分子有机化合物。维生素的种类很多，在机体物质和能量代谢过程中，以及癌症的发生和发展过程中发挥着重要作用。多摄取维生素对身体有好处。近些年来，科学家们又进一步发现，有 5 种维生素可以预防癌症的发生。具体种类及作用表现如下。

(1) 维生素 A、类胡萝卜素　维生素 A、类胡萝卜素具有重要的生物学作用，如视觉保护作用、促进细胞生长和分化、维护上皮组织细胞健康、免疫功能、抗氧化作用、抑制肿瘤生长等。

大量流行病学资料、动物实验及实验室研究表明维生素 A 与肿瘤关系密切。支气管癌、消化道肿瘤、乳腺癌、宫颈癌、前列腺癌患者血中维生素 A 和 β - 胡萝卜素含量低；大量摄入类胡萝卜素可降低肺癌的发病风险；增加 β - 胡萝卜素摄入量对肺癌、食管癌、宫颈癌、乳腺癌、喉癌、卵巢癌、膀胱癌等患者有保护作用。

食物中维生素 A 的主要来源是动物肝脏、鱼肝油、奶制品、蛋黄等；β - 胡萝卜素的主要来源是深色蔬菜和水果，如菠菜、胡萝卜、红心红薯、南瓜、番茄等。

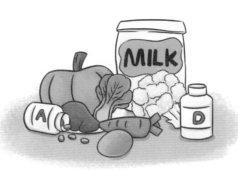

（2）维生素 C　维生素 C 又称抗坏血酸，是一种水溶性维生素，广泛存在于水果、蔬菜中。维生素 C 具有重要生物学作用，包括抗氧化作用，改善铁、钙、叶酸的利用，促进类固醇代谢，清除自由基等。资料显示，维生素 C 摄入量与多种癌症的死亡率呈负相关，高维生素 C 摄入量可降低胃癌、食管癌、肺癌、宫颈癌、胰腺癌等发病风险。蔬菜和水果中维生素 C 含量较多，如辣椒、苦瓜、青蒜、萝卜叶、油菜、香菜、番茄等。

（3）维生素 E　维生素 E 又称生育酚，是一种脂溶性维生素，具有抗氧化、预防衰老、调节血小板的黏附力和聚集作用等生物学作用。维生素 E 有可能降低肺癌、宫颈癌、肠癌、乳腺癌等的发病风险。多吃含维生素 E 的食物，可以提高身体免疫能力，抑制致癌物形成。维生素 E 主要存在于植物油，尤其是豆油中；蛋、谷物、胡萝卜、鲜莴苣等食物中含量也较多。

（4）B 族维生素　B 族维生素包括维生素 B_1、维生素 B_2、维生素 B_6、维生素 B_{12}、烟酸、泛酸、叶酸等。B 族维生素是推动体内代谢，把碳水化合物、脂肪、蛋白质等转化成热量时不可缺少的物质。它们可以抑制癌细胞生成，还能帮助合成人体内一些重要的酶，调节体内代谢。维生素 B_2 缺乏与食管癌、胃癌、肝癌发病率有关。叶酸缺乏可增加食管癌的发病风险。粮谷、豆类、酵母、干果、动物内脏等食物中 B 族维生素含量较多。

（5）维生素 D　维生素 D 是一种脂溶性维生素，具有维持血液钙和磷稳定、参与某些蛋白质转录调节、参与体内免疫调节等重要生物学作用。人群干预结果显示，维生素 D 和钙的摄入量越高，大肠癌的发病率越低；接收日光照射量越多，结肠癌死亡率越低。人体维生素 D 的来源主要包括皮肤接触日光或从膳食中获取，富含维生素 D 的食物主要包括鱼干、奶酪、蛋黄等。

值得注意的是，正常饮食中的维生素基本可满足人体需要，不必过多地服用补充片剂，否则可能引起不良反应。

李靖若　王燕

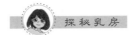

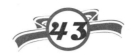

8岁的女孩儿，乳房发育了

过早的月经初潮与乳房发育，越来越多。

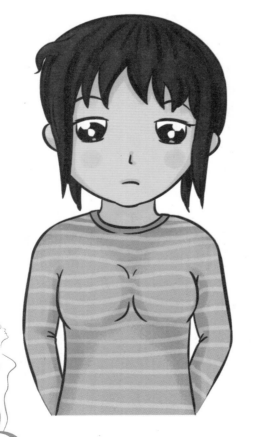

乳腺科门诊经常见到七八岁的女孩儿，乳房发育了。我们要警惕性早熟，那么什么是性早熟呢？

男童在9岁前，女童在8岁前呈现第二性征(男性第二性征包括喉结突出、声音低沉、出现胡须、肌肉有力、皮肤相对粗糙；女孩第二性征包括乳腺发育、出现阴毛及腋毛、骨盆宽度增加、皮下出现丰腴的脂肪、皮肤相对细腻等)或女孩10岁前出现月经初潮称之为性早熟。

(1)性早熟有哪些危害呢？

一些研究表明中枢性性早熟患儿可出现骨骼发育加速，骨骺闭合加速的情况，如不及时对症处理，很容易影响患儿的最终身高，甚至导致心理和行为障碍。一些报道称月经初潮过早可能增加成年期肥胖、2型糖尿病、心血管疾病、乳腺癌、子宫内膜癌的

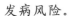

发病风险。

（2）性早熟与哪些因素有关呢？

①遗传因素：家族史或遗传疾病 。②营养过剩：肥胖 。③脑部病变：感染、脑部肿瘤。④摄入的食物或使用的化妆品中含有激素成分。

（3）如何预防性早熟？

1）鼓励孩子坚持跳绳、跑步、快走等体育锻炼。

2）减少环境因素的影响：一部分具有雌激素活性的化学物质如双酚A可能导致青春期提前到来，乳房过早发育。故而避免和减少儿童长期接触塑料制品、一次性餐盒及进食各种存在严重农药残留的食物，可减少环境因素对内分泌系统造成的影响。

3）改善膳食习惯：多吃绿色食品，尽量避免食用反季节水果、蔬菜，少吃含有添加剂的食品，饮食均衡，减少高热量、油炸、膨化食品的摄入，增加食物种类等，来帮助控制体重并预防性早熟的发生。

4）减少电子产品的使用：减少儿童使用电子产品。经常使用电视、电脑、手机等电子产品可能引发儿童性早熟，这是由于电视或电脑的强光照射可导致褪黑激素水平降低，诱发性早熟。

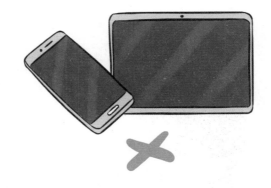

5）尽量不用化妆品及护肤品；避免让孩子看与谈情说爱有关的影视镜头和书籍图画。

一旦发现孩子出现性早熟迹象，应及早就医，早发现、早治疗，以利于孩子的生理及心理的健康发展。

段馨

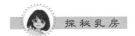

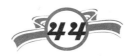

青春期的巨大乳房肿瘤

女孩儿总是不好意思说乳房的异常，妈妈要多关注了，不要等到女儿胸前顶着柚子大的肿瘤了才知道来医院。

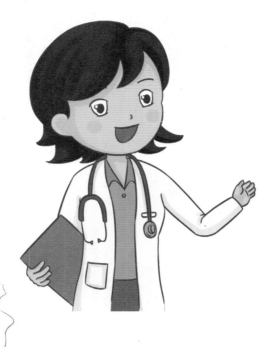

每年的寒暑假，医院的乳腺外科总是有一些十几岁的小姑娘住院手术，她们以各种理由把乳房的肿瘤拖延到像苹果一样甚至足球一样大。不懂事的孩子，粗心的父母，快速发展的疾病，让小小年龄的姑娘们乳房上留下抹不去的疤痕。

青春期女性体内的卵泡刺激素和黄体生成素水平增加，从而导致雌二醇的分泌，雌二醇则与女性性发育密切相关。女性乳房在进入青春期以后开始出现外形的改变，首先是乳晕下方乳腺组织的生长（大约在 10 岁时），伴随乳晕区的扩大，从而产生特征性的膨胀，称作乳芽或乳丘。随后乳房逐渐隆起，乳头开始生长和突出，乳丘隆起。

在生理性发育的同时，不能忽视的则是发育过程中出现的失常和病理性改变。青春期巨大肿瘤多见于巨大纤维腺瘤，是一种良性病变，定义为直径超过 5 厘米且出现在 11～20 岁时的纤维腺瘤样肿瘤。巨大纤维腺瘤可能伴有多发的纤维腺瘤，但通常只有一个肿瘤明显增大。最大的时候甚至达到 20 厘米以上。

青春期巨大纤维腺瘤的临床特征主要是：①青春期初始阶段突然出现的、快速增长的肿瘤；发生于十几岁青少年，多于女孩月经初潮或月经来潮后数个月内发生。②皮肤静脉怒张。③肿瘤生长迅速，常呈单侧性单发生长。生长快速压迫皮肤可出现溃疡。肿瘤通常为单侧生长，当发现双侧乳腺明显不对称时应提起警觉。

青春期巨大纤维腺瘤结合年龄及影像学检查不难诊断，钼靶摄影、超声、磁共振均为可选择的检查方式。因青春期巨大纤维腺瘤常诊治延误，所以就诊时肿瘤常较大，其原因为：①在青春期乳腺开始发育的同时出现的肿瘤可能不易触及，或者即使发现了肿物也会被认为是正常的发育状态；②此年龄段青少年较羞涩，即使发现了乳房的异常情况也不好意思说出口；③肿瘤很大，几乎占据整个乳房，此时正常乳腺发育未成熟，被肿瘤挤压至边缘，乳腺与瘤体似融为一体；④该病常发生于乳腺快速发育时期，肿瘤会被正常发育的乳腺所掩盖，因而仅表现为双乳发育的不对称。

因迅速增长的肿瘤可影响正常乳腺组织发育，并将影响将来的外形及功能，故发现后应尽早手术，并排除其他病变。早发现、早手术常可恢复乳腺正常发育和功能。

王晓春　韩倩倩

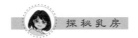

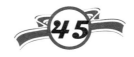

有人嫌小，有人嫌大

饱汉子不知饿汉子饥，平胸的姑娘也不知巨乳症的痛。缩乳术，你可以了解一下。

一个美丽的乳房，包括对称、丰满、皮肤红润、坚挺且没有下垂的感觉。反之，乳房太大的"波霸族"或巨乳症患者，其烦恼远超过发育不全的平胸族，有着"不能承受的生命之重"。

乳房过大会造成肩背部的不适和疼痛，乳房下皱襞处湿疹，还会给她们带来沉重的心理负担，使其丧失参加正常社交活动的自信，对其工作、运动、生活等诸多方面都造成一定程度的影响。随着生活水平的提高，大众饮食日趋西化，肥胖的发生率不断增加，在我国巨乳症的发生率有增加的趋势，因此求助于外科医生常常是她们的首选。

(1)什么样的乳房算"超标"？

到目前为止，关于正常乳房和肥大乳房的界限还没有统一定论。根据乳房体积将乳房肥大分为四种类型：正常体积为 250～300 毫升，低于 200 毫升为小乳房，600～800 毫升为中度肥大，大于 1 500 毫升为重度肥大。但是因种族、地域、文化以及生活习惯的不同，人们对正常乳房的形态和大小的标准也难有统一认识。国内有学者认为切除组织量超过 500 克应属于重度乳房肥大。

(2)乳房为什么"超标"了？

正常乳房由腺体、脂肪及纤维结缔组织组成，腺体由导管、小叶和腺泡组成，脂肪和纤维结缔组织为其提供支撑和保持乳房一定的形状。乳房的肥大可分为生理性肥大和病理性肥大。生理性乳房肥大常见于两个时期，一是青春期乳房肥大，二是哺乳、肥胖后的继发性乳房肥大；病理性乳房肥大包括内分泌异常所致的病理性乳房肥大、少女性乳房肥大和妊娠期乳房肥大。

(3) 缩乳手术怎么发展来的？

乳房缩小术的历史可以追溯到公元6世纪，有趣的是乳房缩小术是从治疗男性乳房增生开始的。早在1846年就有人报道了乳房缩小成形术。1930年，比森伯格教授和施瓦茨曼教授第一次革命性地建议在巨乳手术时，将乳头保留在上内侧真皮蒂上，同时根据蒂的位置决定腺体的切除量。自此，巨乳缩小及矫治外观不佳乳房形态技术得以快速发展。纵观发展历史，乳房缩小手术是以安全进行乳头乳晕转移，切除多余的腺体，改进乳房形态，减少手术瘢痕为方向发展变化而来的。

(4) 哪种手术适合我？

乳房缩小成形术的方法有很多报道，但对于手术方式的合理选择仍有争议。常用的手术方法包括以下几种：①抽吸法乳房缩小术，适用于轻、中度乳腺增生及乳房形态良好、下垂不明显的患者；②乳晕双环形切口缩小术，适用于伴有下垂的轻、重度乳腺增生或单纯行乳房悬吊术的患者；③垂直切口乳房缩小术，适用于中、重度巨乳患者；④倒"T"形切口乳房缩小术，适用于重度乳房肥大患者。对于年轻未婚的女性，乳房缩小手术应慎重进行。由于该类手术后出现的瘢痕比较明显，而且很大程度上术后无法正常哺乳，一定要慎重考虑。

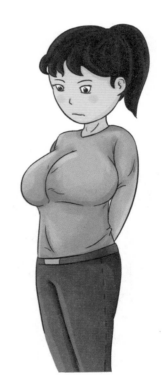

如今，缩乳术已经取得了巨大进步，在改善患者生活及心理质量上发挥了巨大作用，但不可否认缩乳术还存在着不足，没有一种完美的术式适合所有患者，术前一定与医生进行详细的沟通，选择最适合自己的手术方式。

赵海东

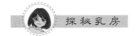
46

乳房下面出现了一条筋？

蒙多病，一种浅静脉的闭塞性炎症，经常发生在经历过乳房手术的患者中。

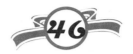

曾经有一位乳腺术后的患者到门诊就诊，她好奇手术以后自己的乳房下面为什么可以摸到一个硬的条索状物，像我们生活中所说的"青筋"一样，碰上去会疼痛，有时抬高胳膊还会出现牵拉的感觉。这到底是什么原因呢？是手术导致的并发症？还是手术愈合后产生的瘢痕？

虽然这种情况临床上非常少见并且极易被医生忽略，但是遇到上述情况，我们还是要联想到一种疾病——蒙多病（Mondor病），也叫"胸壁硬化性静脉周围炎"或"胸腹壁血栓性静脉炎"，病理学证实为闭塞性静脉内膜炎。简单地来说就是将静脉血管比喻为一个水管，直接损伤、受压、感染、炎症等各种原因，导致血流缓慢，从而形成血栓，就像水管中的垃圾逐渐增多，最终将管腔堵塞一样，继而出现管腔及周围组织一起代偿性增生，此时便可于皮肤下触及患者所说的硬的条索状物。

蒙多病是可以发生在全身各个部位的浅表静脉血栓性静脉炎，其中最易受累的部位是胸腹部的侧胸静脉、胸腹壁静脉和腹壁上静脉，这与人体的解剖结构密切相关，此外还有腋窝到上肢内侧浅静脉，阴茎背面浅静脉和腹股沟区浅静脉等。

到目前为止，蒙多病的病因尚不清楚。绝大部分学者认为与局部创伤、上肢过度活动、乳房手术（包括乳房穿刺活检、前哨淋巴结活检和乳房整形）、乳房炎症和感染、肥胖下垂型乳房穿胸罩过紧等有关，少有的诱因有妊娠、静脉内置导管、口服避孕药、毒品注射及被水母蜇伤和丝虫感染等。上述的情况均会导致血流缓慢、静脉壁损伤或高凝状态，从而满足了静脉血栓形成的条件。

本病多见于 40～50 岁的女性，患者有不同程度的疼痛和不适，主要临床表现是受累皮下可见或可触及长短不一的硬条索状物或串珠样结节，大多在乳腺发育线上，有的出现于乳腺外侧甚至蔓延至腋窝，伴有局部疼痛和紧缩感，活动时牵扯痛加重，体格检查时压紧条索两端，可出现凹陷或隆起，像输液后产生的外周静脉炎，但局部无红肿，也无淋巴结触痛等明显的全身症状，发病部位多为单侧，偶有双侧发生者。

本病的诊断并不难，最重要的就是进行详细的病史询问及体格检查，有条件的可以行乳房超声及钼靶检查。因本病与原发性乳腺癌和乳腺癌腋窝淋巴结转移有关，其发生概率为 2.4%～12.7%，所以在不能排除恶性病变的情况下，可将触之最硬的部位行切除活检以明确诊断。

蒙多病属于一种自限性疾病，多可于半年内自行消退，并且病情较轻微，在排除恶性的情况下可以不予临床干预。只有病情反复、疼痛剧烈影响工作、生活者，可予以药物及理疗等对症治疗，常用的药物主要是激素或联用非甾体消炎镇痛药对症治疗，一般症状均可缓解或消失，但约半数患者皮下条索不能消失；有明显血栓形成的患者可以采用溶栓疗法，肝素加地塞米松联合利多卡因，沿索条两侧皮下封闭，兼有消炎、抗凝作用。物理疗法：包括超短波和热敷等，可促进炎症消退。

总而言之，蒙多病是一种良性的、自限性病变，临床上容易诊断但容易被漏诊，也未被人们普遍认识。蒙多病也是女性乳房肿块或乳房疼痛的原因之一，所以在患者自诉既往有手术及外伤史时，应常规想到本病。即使这样也不能完全放松警惕，对其放任不管，因为蒙多病有和乳腺癌、腋窝淋巴结转移癌同时发生的可能性，所以对有乳腺癌高危因素的患者，应定期随访钼靶及乳房彩超进行预防。

白俊文

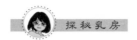
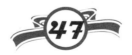

乳头得了湿疹，一定要警惕

有一种早期乳腺癌，叫湿疹样癌。

一个常见的病历记录：患者女，48岁，因"右乳头乳晕溃疡、糜烂伴结痂1年"入院。患者以前无明显诱因出现右侧乳头乳晕红色斑片，表面伴少许脱屑，无明显不适症状，当时未予以特殊治疗。后红色斑片逐渐扩大，并出现糜烂、渗液、结痂，右侧乳头内陷，就诊于当地医院给予过氧化氢外用同时内服中药，症状未见明显缓解，后于某医院甲乳外科就诊，诊断为"乳头湿疹样癌"。一个看似不经意的"乳头湿疹"，竟给患者的生活带来了"翻天覆地"的变化。生活中大部分的患者都会因为"不在意"而错过很多治疗的机会，即使乳房中摸到了肿块，也会因为"既不疼也不痒，根本不用管"的想法而延误治疗，殊不知很多恶性肿瘤都是悄无声息的，等到再来就诊的时候已属于晚期。

乳头湿疹样癌，又称佩吉特（Paget）病，多发生于中老年女性患者，40～60岁常见，主要表现为乳头乳晕区的湿疹样改变，乳感觉异常（乳头瘙痒）、红斑、皮肤粗糙等，随着病情的发展，乳头乳晕部皮肤出现湿疹、脱屑、皲裂、甚至糜烂出血，范围自乳头向外逐步扩大。该病病程发展缓慢，病程较长，虽然是一种早期的乳腺癌，但常常同时伴发乳腺导管原位癌或浸润癌，所以应引起人们的广泛关注。

本病的诊断主要依靠影像学检查：钼靶摄影、超声、磁共振最常用于诊断乳腺湿疹样癌，它们不仅能够发现乳头乳晕区的病变外，还可了解患者乳房肿块及腋窝淋巴结转移情况，进行大致的术前评估和治疗方案的选择。如果乳头有血性溢液，还可以用乳头分泌物涂片或者乳管镜检查以排除导管内乳头状瘤等病变。病理学检出佩吉特细胞是乳头湿疹样癌诊断的金标准，并不需要将整个乳头及乳晕切掉，只需要取病变严重的部分做活检来明确诊断。近些年免疫组化技术发展迅速，对该病的诊治具有越来越重要的价值。

对于湿疹样癌，目前首选手术治疗，但手术方式仍未统一。查阅相关文献后总结如下：①未合并肿块、腋窝淋巴结转移及辅助检查为阴性者，我国推荐全乳切除术或改良根治术，国外学者则更倾向于选择保乳手术加术后放疗的治疗模式，甚至还有乳头、乳晕锥形切除术；②合并肿块的患者，因为其伴发浸润性癌及淋巴结转移的可能性大，一般倾向于采用改良根治术；③对于影像学检查评估腋窝淋巴结为阴性者，可考虑采用前哨淋巴结活检术进一步评估腋窝区域淋巴结转移情况（前哨淋巴结位于乳腺癌腋窝淋巴结转移的第一站，像一个哨兵一样保卫着腋窝淋巴结），若前哨淋巴结未见转移，则腋窝淋巴结不做处理；若前哨淋巴结转移，则进一步行腋窝淋巴结清扫术；④合并乳腺癌的患者则采取乳腺癌的治疗方案；⑤对晚期失去手术机会的患者或不能耐受手术的患者常放射治疗和局部外用氟尿嘧啶软膏，以控制病变进一步

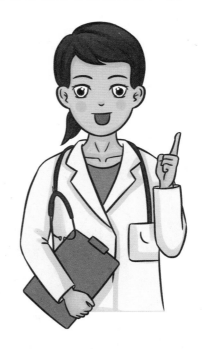

发展。佩吉特病术后辅助治疗原则同乳腺癌，可以依据情况联合化、放疗、内分泌及靶向治疗以降低患者术后复发率。

希望通过以上的简单介绍可以让人们对乳头湿疹样癌有一个大致的了解，其虽然作为一类特殊的乳腺癌，发展较慢，预后较好，但是前提在于肿瘤早期的诊断和治疗。不忽略任何一个小的疾病细节，早发现、早诊断、早治疗才是疾病预防的"王道"。

白俊文

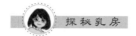

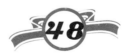

48

不是哺乳期，乳头却一直流乳汁？

闭经泌乳综合征，一种内分泌激素异常导致的疾病，严重者甚至导致不孕。

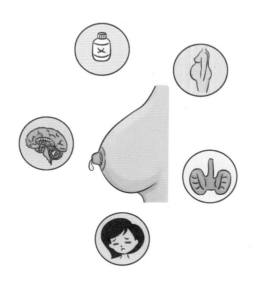

什么是闭经泌乳综合征呢？顾名思义，这是一种非生理状态下的乳汁分泌现象，是由于内分泌激素异常所导致的病理现象，可由多种疾病导致。主要出现在两种情况下：第一种情况是哺乳期女性在停止哺乳后半年，依然长期、持续性分泌乳汁，与此同时伴有闭经；第二种情况是女性在非妊娠期却出现乳房分泌乳汁，并伴有闭经。泌乳现象可以仅仅出现在用手挤压乳房时，有少量乳汁样液体流出，也可以表现为乳房肿胀，伴有不随意的自发性溢乳。

造成闭经泌乳综合征的病因主要有以下几种。

(1) 垂体瘤　垂体瘤分为有激素分泌功能垂体瘤和无功能性垂体瘤两种，而造成闭经泌乳症状的垂体瘤叫作催乳素瘤，肿瘤细胞能分泌催乳素，他们不受下丘脑催乳素抑制因子的控制，大量分泌催乳素。该疾病多见于 20 ~ 30 岁的女性，典型表现为停经 - 泌乳 - 不孕三联征。

（2）药物影响　长期大量服用利血平、氯丙嗪、酚噻嗪、吗啡、避孕药等，这些药物影响正常激素分泌轴，导致催乳素大量分泌，并出现闭经现象。

（3）妊娠　由于妊娠可以造成催乳素细胞增殖，下丘脑－垂体功能出现紊乱，持续大量产生催乳素，同时抑制性激素分泌，出现泌乳、闭经以及生殖器萎缩，这种情况在产后一段时间可以恢复，如果长期不恢复，应该严密监测，预防垂体肿瘤的发生。

（4）原发性甲状腺功能低下　原发性甲状腺功能减退时，甲状腺激素分泌减少，此时可以因负反馈造成垂体促甲状腺细胞增殖，垂体增大，催乳素分泌增多，造成泌乳、停经症状。

（5）特发性闭经泌乳综合征　该疾病主要由于创伤、抑郁、麻醉等精神原因导致，精神因素可以通过大脑皮层，作用于下丘脑－垂体轴，导致催乳素大量分泌，引起泌乳、停经等症状。

以上原因导致的闭经泌乳综合征，可以出现以下共同症状：①闭经，出现闭经或月经稀发的时间从几个月到几年不等；②溢乳，溢乳症状轻重不等，有些患者仅表现为用手挤压乳房时出现少量乳汁流出，也有些患者表现为不随意的自发性溢乳；③不孕，由于血中催乳素水平增高，患者在出现闭经、泌乳症状的同时，常常伴发不孕的症状，所以该疾病也被称为闭经－泌乳－不孕综合征；④更年期症状，由于催乳素水平升高，负反馈影响体内雌激素水平，部分患者可以出现面部潮红、情绪烦躁等更年期症状；⑤原发疾病造成的症状，比如因为垂体瘤引起的闭经泌乳综合征，则可出现肿瘤压迫导致的症状。

该疾病的诊断主要依靠患者提供的病史及临床症状，辅助诊断包括测定血清中催乳素水平、蝶鞍X射线、垂体功能试验等，综合患者病史、症状、辅助检查，在确诊闭经泌乳综合征的同时，主要是确定引起闭经泌乳综合征的原发疾病，便于治疗。

闭经泌乳综合征的治疗，主要针对病因。如果由颅内肿瘤导致，则应该手术或进行放射治疗；如果由甲状腺功能减退引起，则应服用甲状腺素片；若由药物引起，停药半年一般可以恢复。此外，如果患者症状严重，也应该服用相关药物进行控制，如溴隐亭、左旋多巴、氯米芬等。此外，在日常生活中，患者应该增强体质，加强体育锻炼，保持心情愉悦，避免精神刺激，若因药物导致的闭经泌乳综合征，则应该严格遵医嘱服用相关药物。

赵海东

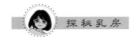

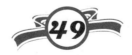

男人，也会乳房发育？

男性乳房发育症，确是难言之隐。尤其青春期的男孩，乳房健康也需要家长呵护。

可能很多人认为，男性乳房增大，大多是由于肥胖导致，但其实不仅如此，男性乳房发育症是一种由于生理或病理因素造成的雌激素与雄激素水平失调导致的乳房组织异常发育，乳腺结缔组织异常增生的疾病。

男性乳房发育症的发生，主要由血液中雌激素与雄激素比例失调导致。正常人体中雌激素与雄激素有固定的比例，如果雌激素分泌增多，或雌激素／雄激素比例增高，一方面刺激乳腺本身发育，另一方面增加了性激素结合蛋白的合成，促进了乳腺增生。

男性乳房发育症根据病因分为生理性、病理性、特发性三类。

生理性男性乳房发育症在新生儿期、青春期、老年期均可发生，新生儿期出现的乳房发育是由于母体或胎盘中的雌激素进入了胎儿的血液循环，作用于乳腺组织导致，一般1～3周就可以消退；青春期男性乳房发育一般也是一过性乳房增大，持续时间一般从几个月至2年不等，常常伴有疼痛，出现的原因是青春期激素分泌旺盛，以及此时期的乳腺组织对激素的敏感性升高；老年男性乳房发育大多发生在50～80岁，老年男性睾丸功能下降，雌激素／雄激素比例升高，造成乳腺组织增生。

病理性男性乳房发育症出现在以下几种情况中：①雌激素水平升高，能造成雌激素水平升高的疾病均有可能引起男性乳房发育，如睾丸肿瘤、肾上腺肿瘤、肝硬化等，过度肥胖也可造成血清雌激素升高，引起乳房发育；

②雄激素分泌减少，这种情况最常出现在原发或继发性睾丸功能低下，比如克氏综合征、睾丸炎等；③雄激素受体反应性降低，患者虽然体内激素水平正常，但由于激素受体不敏感，导致相对性雌激素作用增强；④基因突变，这种情况发生率较低，患者可以伴有乳腺良性或恶性肿瘤的发生；⑤其他疾病导致，如甲状腺功能亢进时血液中升高的甲状腺激素可能造成性激素结合蛋白增高；甲状腺功能减退时催乳素分泌增多，性激素比例失调；慢性肾功能衰竭，此时由于体内毒素累积，抑制睾丸功能，雄激素水平降低，同时促性腺激素和催乳素水平升高，引起性激素比例失调；⑥服用药物，有报道显示，螺内酯、钙离子拮抗剂、异烟肼、利福平、三环类抗抑郁药等，以及一些性激素制剂，均能导致体内性激素水平异常，造成男性乳房发育。

特发性男性乳房发育症是指经检测激素水平正常，找不到明确病因，但出现了乳房发育。这种情况可能是由于精神因素导致患者内分泌异常，性激素比例失衡，引起乳房发育，或由于生活环境中的某些化学物质进入体内，模拟了激素样作用，引起了乳房发育。

关于男性乳房发育症的治疗，青春期男性乳房发育绝大多数可以自行消退，家长做好合适的心理引导即可。如果时间较长或乳房过大，影响到患者的正常生活和心理发育，则需要进行干预，目前外科手术作为治疗的主要措施。如果病情不太严重，也可以考虑尝试药物治疗，常用的药物包括：雄激素制剂、抗雌激素药物如他莫昔芬、芳香化酶抑制剂如来曲唑、抗绒毛膜促性腺激素药物如丹那唑等。若由其他疾病引起或药物导致的乳房发育，应该控制原发病，停用或换用相关药物。医生和家属做好对患者的关心，对疾病的治疗和患者的康复也是大有裨益的。

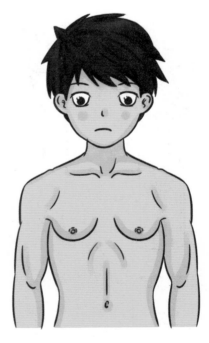

赵海东

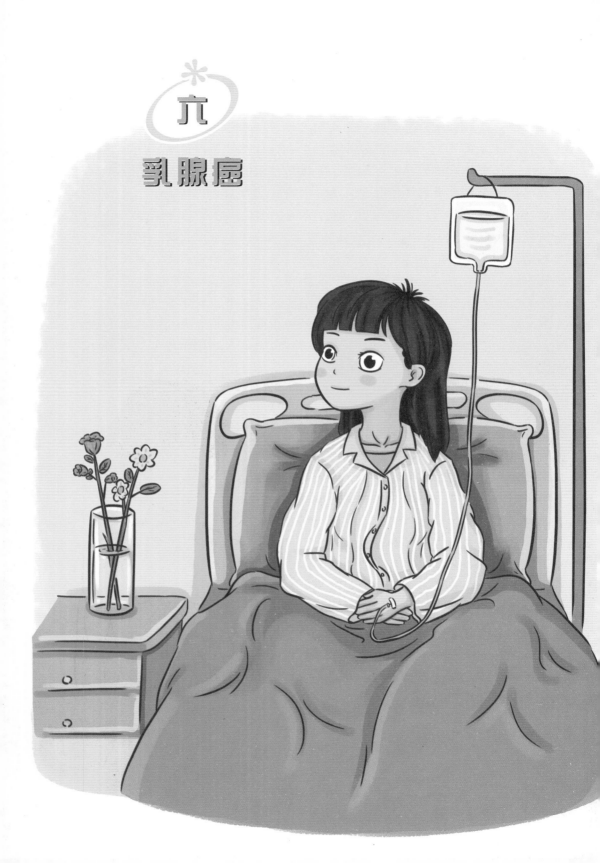
六

乳腺癌

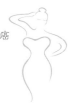

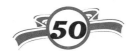

为什么会得乳腺癌？吃错了什么？

古罗马著名医生盖伦说，是因为体内的黑胆汁太多了。那么是我们吃了什么不干净的东西吗？吃豆制品太多了会患乳腺癌吗？

俗话说"民以食为天"，中华民族是一个讲究吃的民族。从茹毛饮血的原始年代，到如今的八大菜系和各种养生食谱，千百年来国民对美食的追求形成了中国独有的饮食文化。常有网友问吃什么对乳腺好？吃什么容易得乳腺癌？乳腺癌患者不适宜吃什么？本节根据既往可以获得的乳腺癌流行病学的数据，给大家一些靠谱的饮食建议。

（1）高脂饮食　高脂饮食可增加乳腺癌发生的风险，其原因可能是高脂饮食引起体重增加导致肥胖，而脂肪组织可以转化成雌激素和增加乳腺组织对雌激素的敏感性，从而增加激素依赖性乳腺癌的发生和增殖，尤其是绝经后的肥胖人群可能乳腺癌发病率会更高一些。

（2）豆制品　由于豆制品含有大豆异黄酮，往往被误认为是乳腺癌的禁忌饮食。实际上，至少有10个以上的流行病学研究提示豆制品对乳腺是有保护作用的。而且这种保护作用在亚洲人群中更为显著。迄今为止，大样本流行病学研究的结论提示，大豆异黄酮还可以明显的降低患者乳腺癌的复发及死亡风险，其具体的作用机制较为复杂。但具体哪一种烹饪方式会更好，现在还不是很清楚。

（3）酒类　大量的流行病学研究和实验研究表明，饮酒是乳腺癌的一个风险因素。研究发现，每日饮白酒超过15毫升的女性患乳腺癌的概率比不饮酒的女性增加10%，而每日饮白酒30毫升以上的女性，其乳腺癌患病率则要高出32%。发病率只与酒精摄入量有关，与酒的种类无关，不论是红酒、啤

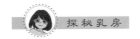

酒或是白酒，都会对女性的乳腺健康造成伤害。

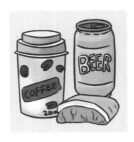

(4) 咖啡 喝咖啡与乳腺癌的关系，各种报道结果不尽相同，有的认为有正相关，有的认为负相关，也有的认为根本没有关联。可能不同的女性对咖啡的反应各不相同。一项研究发现，在良性乳腺疾病的女性中，服用咖啡因的量与乳腺良性肿瘤之间存在统计学意义的正相关。也就是说有纤维腺瘤病史的女性应避免喝咖啡。还有一项研究发现，体型偏瘦的女性，饮用咖啡可降低乳腺癌的发生风险，体型偏胖的女性则效果相反。有乳腺癌易感基因（BRCA基因）突变的乳腺癌患者可以放心饮用咖啡，而没有基因突变的可能不太适合饮用咖啡。

(5) 茶 许多研究发现茶多酚有降低多种疾病危险性的作用。动物实验显示饮茶有降低化学诱癌剂诱发肺、食管、肝、肠、乳腺等部位肿瘤危险性的作用。但是对于饮茶和乳腺癌的关系的流行病学研究结果不多。国内进行的以人群为基础的病例对照研究结果显示，饮茶与乳腺癌之间呈负相关，也就是说饮茶可降低乳腺癌的发病风险。

(6) 水果蔬菜 各类水果中含有大量不同类型的维生素、微量元素及纤维，个别水果还含有抗氧化物质。大量研究表明，部分水果和蔬菜的摄入与乳腺癌的发生呈负相关性，同时部分维生素和叶酸也可降低乳腺癌的发生风险。

(7) 海带 有这样的说法，日本比美国的乳腺癌发病率低得多，可能与日本人喜食海带、紫菜等海藻类食物有关。而在祖国医学中，中医师也常常建议乳腺增生患者多吃海带。海带属于藻类植物，含有大量碘，能促使卵巢滤泡黄体化，调节内分泌，降低乳腺增生，从而减少乳腺癌的发生。

(8) 其他食物 经常大量摄入糖类物质，可能使血浆中的胰岛素样生长因子和血糖长期维持在较高的水平，而胰岛素样生长因子在乳腺癌的发生过程中可能有促进作用，所以高糖饮食可能是乳腺癌的风险因子。油炸食物在烹饪过程中可能产生致癌物，故其可能增加乳腺恶性肿瘤的发生风险。

总之，大部分饮食与乳腺癌的研究都属于回顾性的、流行病学的研究，而且数据不可避免有一定的主观性。如果读了这篇科普后发现豆制品好，就每天以豆腐为主食，那就违背我们的初衷了。保持营养学家推荐的健康膳食营养比例，才是我们日常生活中应该一直坚持的好习惯。

谷元廷 吕鹏威

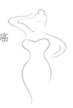

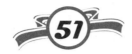

家族性的乳腺癌

好莱坞明星安吉丽娜·朱莉，患乳腺癌的风险在80%以上，患卵巢癌的风险也达到了50%。她选择了预防性乳房切除加乳房再造的手术。

乳腺癌是在多种因素的共同作用下发生的，其中乳腺癌家族史是导致发病的重要原因之一。早在1990年，就有专家发现20%～25%乳腺癌患者至少有一个亲属患有乳腺癌，并将这部分乳腺癌定义为家族性乳腺癌。也就是说，在一个家族中有2个具有血缘关系的成员患有乳腺癌，就可以称为家族性乳腺癌。现代的研究数据显示，乳癌腺癌患者中有5%～10%的发病与高显性乳腺癌易感基因缺陷直接相关，这部分有明确遗传因子的乳腺癌称为遗传性乳腺癌。

大部分遗传性乳腺癌与乳腺癌易感基因 （BRCA）有关，BRCA1/2是最早发现，也是目前被认为与遗传性乳腺癌发病最为密切相关的两个基因。BRCA1/2基因是作为抑癌基因发挥作用的，它们结构和功能的异常与乳腺癌的发生、发展密切相关。

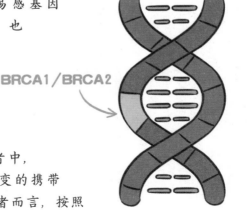

据研究报道，在家族性乳腺癌患者中，20%～25%为BRCA1或BRCA2基因突变的携带者。反过来，对于BRCA基因突变携带者而言，按照

欧美国家的数据显示，她一生中罹患乳腺癌的风险为 40%～85%，而普通人群患乳腺癌的危险度仅为 13%。此外，在乳腺癌患者中，BRCA1/2 基因突变携带者具有不同于非携带者的特点。携带 BRCA1/2 基因突变的乳腺癌患者，对侧乳腺癌的患病风险明显增加。此外，研究显示 BRCA1/2 突变家系中胃癌、胰腺癌和前列腺癌的发病风险比非突变家系高 2.5 倍左右。

对患乳腺癌女性进行 BRCA1/2 检测可以预测对侧乳房乳腺癌发病的风险。

1998 年，美国食品药品监督管理局（FDA）首次批准对患乳腺癌的女性进行基因检测。2007 年，FDA 提出批准基因检测应用于预测乳腺癌发病风险的评估。2013 年，我国卫计委颁布的《医疗机构临床检验项目目录》已将基因检测明确列入其中。"家族性乳腺癌基因突变检测"作为遗传病基因检测的一种也包含在内。这充分体现了遗传性乳腺癌基因检测在国内同样被重视与支持。

BRCA 突变健康者可以通过严密监测、药物预防、预防性手术等方法进行筛查及预防。

对于具有乳腺癌家族史的高危女性来说，筛查显得尤为重要，是乳腺癌早期诊断和早期治疗的基础。常用的筛查方法有乳腺自我检测，临床乳腺检查及影像学检查。2016 年美国国立癌症联合网（NCCN）指南建议，突变携带者应从 18 岁开始进行每月的乳腺自检，从 25 岁开始每半年进行一次乳腺临床检查，25～29 岁每年进行乳腺的磁共振（首选）或钼靶检查（如果没有磁共振），30～75 岁每年进行钼靶和乳腺的磁共振检查。

对于药物预防，回顾性研究表明，他莫昔芬能够降低 49% 的浸润性乳腺癌的发生风险，尤其对于激素受体阳性的女性；降低 BRCA2 基因突变携带者 69% 的乳腺癌发生风险；降低 BRCA1/2 突变携带者 51% 的对侧乳腺癌的发病风险。

对于手术预防，双侧乳腺全切除术使乳腺癌的发生风险降低 90%，输卵管－卵巢切除术使卵巢癌的发生风险降低 80%～90%，乳腺癌风险降低 50% 左右。著名的好莱坞明星安吉丽娜·朱莉选择了预防性乳腺切除联合乳房再造手术。

熊有毅

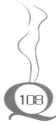

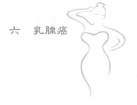

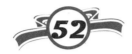

52

性激素与乳腺癌

　　月经因素、外源性激素、口服避孕药、生育与哺乳、反复流产……关于乳腺癌的病因众说纷纭。哪些是真的？哪些是谣言？

　　关于乳腺癌的病因，国内外开展了大量的研究工作，但大部分病因仍不甚明确。可以肯定的是，乳腺癌的病因和发病机制十分复杂。本小节主要汇总了一些可能和乳腺癌发生有关的性激素与生殖因素。还有一些误区如认为流产多会引起乳腺癌，其实真实情况如何呢？

　　(1) 月经因素　雌激素和孕酮水平是乳腺细胞生长繁殖的基础。乳腺癌的危险度随着卵巢活动周期数量的累积而增高。月经周期、初潮年龄和停经年龄与乳腺癌发病危险相关。11 岁或更小年龄初潮的女性比 14 岁或更大年龄初潮的女性乳腺癌危险度高 20%。月经来潮每推迟 1 年，乳腺癌危险度下降约 15%。

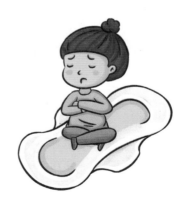

　　绝经晚的女性乳腺癌危险度更高，停经每推迟 1 年，乳腺癌危险度增高 3%。月经是体内激素水平变化的反映，月经不规律说明体内雌激素分泌紊乱，这就有可能使乳腺癌的危险性增加。有研究表明月经周期过短或过长的女性患乳腺癌的危险性是月经周期正常的女性的 2 倍。月经紊乱的女性患乳腺癌的危险性比月经正常的女性高 4.95 倍。

(2) 外源性激素　更年期的女性在卵巢功能开始衰退及卵巢功能已经衰退时，有部分人会应用外源性激素药物，以纠正激素不足有关的健康问题，常称之为激素替代或补充疗法。这种疗法可以缓解由于卵巢功能衰退雌激素分泌不足出现的诸如潮热出汗、头晕失眠、莫名烦躁、阴道干燥、性欲减退等以自主神经紊乱为主，包括心理障碍在内的一系列症状，而且还可以预防因性激素长期缺乏而可能发生的心血管病、骨质疏松症及老年性痴呆等疾病。但同时也提高患侵袭性乳腺癌 26% 的危险度。有研究表明激素替代疗法相关的侵袭性乳腺癌诊断时其分期较晚、肿瘤偏大、病理类型相似。并且开始联合激素替代疗法的时间距离绝经时间越短，发病风险越高，停用激素替代疗法后风险开始下降。

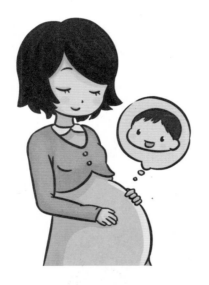

(3) 生育与不育　我国一项关于女性乳腺癌病例对照研究表明，从未生育和第一胎生育年龄大，与乳腺癌危险度增加有关，而且和绝经与否无关。女性如果从未怀孕或从未生育，或者首次生育年龄大于 35 岁，其患乳腺癌的风险比生育过的女性高 2～4 倍。女性第一胎正常妊娠年龄越小（18 周岁后），她一生患乳腺癌的概率也越小。这些危险性的差异主要体现在 40 岁以后诊断为乳腺癌的女性中，而非年轻的乳腺癌患者。长时间母乳喂养可以减少乳腺癌的危险性。

(4) 反复流产　曾经有一些证据提示流产可能是乳腺癌发生的影响因素之一。然而，那些研究是通过让受试者回忆来收集信息的回顾性分析，且通常是在存在以人工流产为耻的社会、宗教文化的人群中开展的。回顾性研究和前瞻性研究的结果存在显著性差异。

2004 年发表的一项前瞻性分析显示，无论是人工流产还是自然流产都与乳腺癌没有关联，后续 7 项开展于持流产为社会所接受观点的人群中的研究和 4 项前瞻性研究均显示，流产与乳腺癌发病没有关联。

2009 年美国妇产科医师学会指出，该领域早期的一些关于流产和乳腺癌之间有关联的研究在方法学上存在问题。现研究及证据表明流产与乳腺癌发病没有关联。

熊有毅

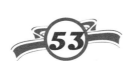

53

听说身上的黑痣超过 30 颗，乳腺癌风险会增加？

总有一些稀奇古怪的研究，告诉人们一些真实的结论。

关于乳腺癌风险的相关研究有很多，其中有很多稀奇的研究和一些和日常生活方式有关的研究用来探索乳腺癌发病风险，本节挑选了部分研究如下。

(1) 黑痣与乳腺癌　从美、法两国公布的研究成果来看，黑痣数越多，患乳腺癌的风险也可能越高。在美国进行的一项调查中，以 74 523 名女性护士为对象，测量这些人从左肩开始到手腕的直径在 3 毫米以上的黑痣的数量。经过 24 年的追踪调查，共有 5 483 名女性患上了乳腺癌。其中黑痣数量在 15 个以上的女性患乳腺癌的人数是没有黑痣者的 1.35 倍。

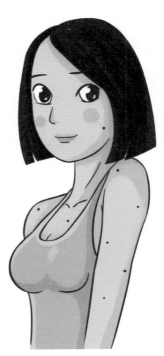

另外，由于黑痣的数目是接受研究的女性自己告知给研究者的，因此之后还需要详细的研究。尽管目前不过是"有可能会导致患乳腺癌风险上升"而已，但在未来很有可能会成为预测乳腺癌发生的一项要素。

(2) 饮酒与乳腺癌　乙醇摄入与乳腺癌的关系已得到较为一致的确认。与肥胖一样，饮酒增高患乳腺癌风险的机制是影响激素水平或代谢。

乙醇提高患乳腺癌危险度的作用主要表现在绝经前女性，并且与营养和体育锻炼因素有协同作用。以往研究饮酒与乳腺癌的关系多关注于乙醇量摄入较大的人群，而最新的美国护士健康研究结果则针对少量饮酒者。

该研究总结了 10.5 万名女性长达 28 年的前瞻性观察结果，发现中低程度的乙醇摄入也会增加乳腺癌发病危险。平时不饮酒，偶尔一次性过量饮酒同样会增高患乳腺癌风险。

(3) 体重和运动与乳腺癌　体重增加和超重是公认的乳腺癌危险因素。成年阶段体重增加与绝经后乳腺癌患病危险增高持续相关。长期静坐的生活方式也是一项危险因素，有研究提示运动可以降低 BRCA1 和 BRCA2 突变携带者的癌症危险度。

前瞻性研究结果表明，与体重不变的女性相比，在 18 岁后体重增加了 25 千克的女性，其绝经后患乳腺癌风险增加 45%，并随体重增加，危险度也增加。与体重不变的女性相比，绝经后体重增加 10 千克的女性，其患乳腺癌的风险增加 18%，且存在随体重增加危险性增加的趋势。

运动可能减少患乳腺癌的风险，尤其是生育过的年轻女性。观察性研究分析了运动与患乳腺癌风险之间的关系，结果显示运动量与乳腺癌发病率之间存在负相关。对挪威 25 000 名女性的前瞻性研究发现，每周做大量的手工活或者运动 4 小时以上，能减少乳腺癌发病，尤其是绝经前的女性和体重正常或者偏轻的女性，这种减少更加明显。一项对美国黑种人女性的病例对照研究发现，大量的娱乐性运动（大于每周 7 小时）与减少乳腺癌的发病率有密切关系。

(4) 主动和被动吸烟与乳腺癌　主动吸烟在乳腺癌病因学中的作用已经被研究 30 多年，在流行病学研究中仅得出弱关联或不一致的关联。一项研究发现，吸烟的 BRCA1/2 突变携带者的乳腺癌危险度降低，但后续的随访研究没有发现关联。总之，吸烟会不会增加乳腺癌的发病风险，还有待进一步研究。

熊有毅

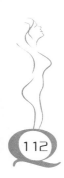

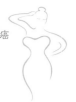

54

摸到了无痛性的肿物

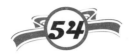

大部分乳腺癌患者的就医原因，是摸到了肿物。

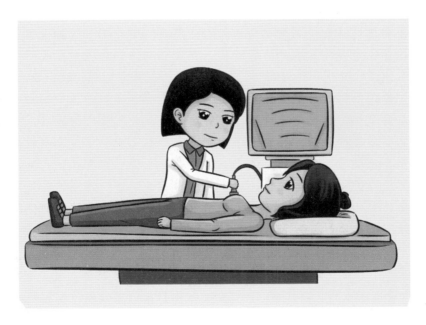

乳腺癌最常见的症状是乳房肿块，80%～90%的乳腺癌患者是摸到肿物之后才进行诊疗的，并且大部分患者发现的都是无痛性肿物，仅有少数患者会发现伴有间歇性刺痛的肿物。为何乳腺癌形成的肿块是无痛性的呢？因为，乳腺癌的发生是在乳房的腺体内，由于乳房腺体比较致密并且感觉神经末梢不丰富，因此，在早期乳腺癌肿块形成的过程中，虽然乳腺癌细胞会浸润生长到周围正常的腺体组织内，但并不会导致周围组织产生疼痛的感觉，乳腺

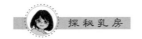

癌细胞会借此机会悄无声息地迅速增殖。

如何才能有效地发现无痛性乳房肿物呢？在乳房肿物形成的早期，体积较小的无痛性乳房肿物难以通过自我查体发现，需要通过每年 1 次的乳腺专科影像学检查（乳房超声、磁共振和钼靶检查等）才能检出。乳腺超声检查能够发现直径超过 8 毫米的小结节，乳腺磁共振检查能够发现直径超过 5 毫米的小结节，钼靶检查能发现范围超过 8 毫米的典型"沙砾样"钙化。影像科医生可以根据乳腺影像报告与数据系统(BI-RADS)分类的情况判断乳房无痛小结节的性质，乳腺专科医生能够根据 BI-RADS 分类情况对乳房小结节进行相关的处理。

另外，乳房自我查体也能够及时发现体积较大的乳房无痛性肿物，通常乳房自我查体能够发现超过 2 厘米的乳房无痛性肿物。经过专业化培训的乳腺专科医生能够通过体格检查发现超过 1 厘米的乳房无痛性肿物。当乳房组织疏松且腺体较少时，可以比较容易地发现乳房无痛性肿物；当乳房体积较小时，也容易通过查体检出无痛性肿物。然而，当腺体层较厚且致密时，是难以通过查体发现体积较小的肿物的；或者乳房体积较大时，也难以通过查体检出无痛性肿物，此时需要借助影像学手段来检出乳腺的较小肿块。

当影像学检查或自我查体发现无痛性肿块时也不必惊慌，因为一些乳腺良性肿瘤的常见症状也是无痛性乳房肿块，例如，乳腺纤维腺瘤。纤维腺瘤是乳房典型的良性肿瘤，好发于年轻女性，多因无意中发现无痛性肿物前来医院就诊，肿块的边界清晰，边缘整齐，表面光滑，富有弹性，无压痛，活动度较大，与皮肤无粘连。通过乳腺肿物空心针穿刺活检或微创切除活检进行组织病理学检查，能够明确肿物的良恶性，并有助于确定进一步的治疗方案。

因此，在日常生活中，如果女性通过自我查体发现无痛性肿物，那么就需要谨慎一些，及时关注肿物的生长情况，并尽快到乳腺专科门诊就医，通过乳腺专科医生的专业查体和影像学检查进一步明确肿物的性质，最终需要通过组织病理学诊断明确肿物的良恶性，并根据组织病理结果做进一步的处理。

王永胜　丛斌斌

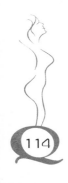

55

乳房上的小酒窝与橘皮征

酒窝长到脸上很漂亮，长到胸口就吓人了。橘子美味，乳房长成橘子样就麻烦了。

在临床体格检查时，乳房上发现类似小酒窝的体征，这就是所谓的"酒窝征"。"酒窝征"是乳腺癌典型临床体征之一，其形成与乳房悬韧带受到肿瘤牵拉有关，该韧带又称库珀(Cooper)韧带。库珀韧带的一端连接在乳房的表面皮肤上，另一端连接在胸大肌筋膜上，该韧带是纤维性结构，其穿过乳腺组织中间形成许多乳腺小叶间隔，并能够支持乳腺组织和脂肪组织，从而维持乳房饱满的外观，最终能够保持乳房一定的弹性和张力。

乳腺癌发生于乳腺的腺体组织内并向周围侵犯，当肿瘤组织侵及乳腺腺体间的库珀韧带时，会导致库珀韧带缩短并失去对周围组织的支持能力，进而造成该区域皮肤向深部牵拉，形成类似"酒窝"一样的形状。

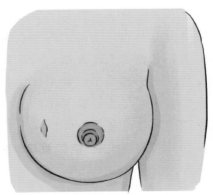

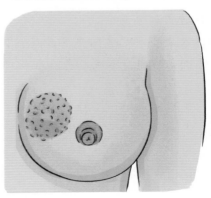

有部分乳腺癌在早期就会出现"酒窝征"，尤其当肿瘤位于表浅部位时更容易出现该体征。然而，当乳腺肿瘤较小时或在库珀韧带受累的初期，库珀韧带仍存在一点点的弹性，缩短并不明显，需要仔细检查才能发现这一体征，否则容易漏诊。因此，体格检查时需要在光线非常好的条件下进行，并且需要通过双手叉腰、下垂等姿势变换乳房的体位，从而使乳房局部皮肤间接受到外力牵拉而移动，另外，需要配合相应的检查手法，通过轻轻提拉肿块使肿块表面皮肤张力增大，此时，由于库珀韧带已经失去大部分的弹性和张力，所以与之相连的表面皮肤就会出现向下凹陷的征象。

"橘皮征"则是中晚期乳腺癌典型的临床体征之一，是提示乳腺癌侵及皮下淋巴管的重要表现。由于乳房皮下存在丰富淋巴管网，当乳腺癌侵及皮肤或皮下组织时，癌细胞将进入并堵塞皮下淋巴管，从而导致皮下淋巴液循环受阻或回流障碍，进而造成乳房皮肤的水肿，也会造成乳房皮肤弹性的丧失；因为乳房皮肤表面有密集分布的毛囊，毛囊能够将皮肤与皮下组织紧密相连，所以乳房皮肤水肿时就会在毛囊处形成密集的点状凹陷，构成类似于"橘皮"一样的皮肤形状。

在进行乳房专科检查时，出现"橘皮征"的皮肤颜色由于淋巴水肿通常表现为苍白色；然而，当大量癌细胞侵入淋巴管网导致淋巴管迅速扩张时，皮肤颜色就会表现为红色或暗红色，此时需要与急性乳腺炎或皮肤丹毒进行鉴别。一般情况下，乳房体格检查时比较容易发现典型的"橘皮征"，但某些情况下，检查者容易遗漏"橘皮征"，此时就需要特殊的患者体位和检查手法，通过患者双手叉腰或上举使乳房皮肤发生位移并通过检查者手指按压乳房局部感受皮肤弹性的变化和皮肤温度的变化等能够有助于"橘皮征"的检出。

总之，"酒窝征"是乳腺癌早期出现的主要体征，是鉴别乳腺良性和恶性肿瘤的重要表现；"橘皮征"是乳腺癌中晚期出现的典型体征，是乳腺癌侵及皮下淋巴管的重要表现。只要出现上述表现，就需要到正规医院的乳腺专科门诊进行相关检查，明确诊断之后进行相关的处理。

王永胜　丛斌斌

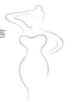

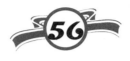

各种活检

穿刺活检、微创旋切活检、开刀活检，要选择哪个？还有人说，做了活检，癌症转移得会更快，真的吗？

众所周知，病理诊断是各种癌症诊断的金标准，乳腺癌也不例外。当临床检查怀疑为恶性肿瘤时，就需要进行病理检查。常用的病理检查有开刀活检、穿刺活检及微创旋切活检。医生会根据肿物的大小、位置和性质，选择不同的方法来做活检。但是患者不懂，常常有人问：医生，什么是活检？穿刺需要做手术吗？为啥别人做穿刺，我要开刀？本节给大家介绍一下各种活检方法的利与弊，为大家今后选择提供一些依据。

开刀活检是最早开始使用的活检方法，也是基层医院最常用的活检方法。方法是在局麻后开刀取出一部分可疑组织，优点是取出组织较多，可以有效止血。缺点也比较多：①对乳腺损伤大，会留瘢痕，有些会改变乳腺外形，不美观；②对于乳腺癌的患者，可能会丧失手术保乳机会；③对于需要先行术前化疗（新辅助化疗）的乳腺癌患者，先行切除包块就丧失了新辅助化疗机会。此活检方法目前已经越来越少使用，主要用于良性可触及的较大包块的切除。

穿刺活检分为细针穿刺活检(FNAB)和空心针穿刺活检(CNB)。细针穿刺活检是用特殊的很细的针头，从可疑区域抽取组织或者液体样本。因为种种局限，这种方法目前已经很少用了。目前比较受欢迎的是空心针活检。方法是局麻后用空心针穿刺针头，从乳腺肿块或者可疑淋巴结切取可疑组织，常在 X 射线、B 型超声或者磁共振的引导下进行操作。超声穿刺因其操作简单，方便快捷，较多用于超声影像显示清晰的肿物，对于多个可疑肿物及腋窝肿大淋巴结更有优势。空芯针穿刺活检取出组织比较多，可供患者行常规病理

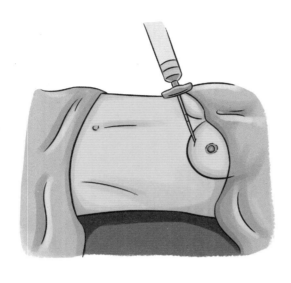

及免疫组化检测给乳腺癌初步诊断及术前评估、手术方式选择提供可靠依据。

真空辅助微创旋切活检术(VABB)是在B型超声、X射线或者磁共振引导下进行，比较普及的是在超声引导下行可疑病灶活检及良性病灶切除术。医生在乳腺上做一个3~5毫米的小切口，把旋切探头插入可疑区域，通过连接的真空装置抽取组织样本。这种活检可以通过一个切口从多个区域取到组织，具有表皮

创伤小，外形美观的特点，也是安全有效且耐受性良好的治疗方式。缺点是有出血倾向，不适用于有凝血机制障碍、心脑血管疾病、肝肾疾病及难以耐受手术的患者。

这里我们还要讲一下大家比较关注的问题：穿刺术后的不良反应。①疼痛是穿刺术中、术后最常见的不良反应。以穿刺局部轻微疼痛为主，一般可以耐受，不需要处理。②少数患者会有低热，一般在37.5℃左右。③穿刺针道出血常伴有局部皮肤青紫和包块，及时给予加压包扎即可。④感染的概率很低，一般不建议预防使用抗生素。

目前患者问得最多的就是：穿刺是否会引起针道转移？穿刺后要马上做手术切除吗？肿瘤的针道种植发生率为1/10 000~1/1 000，但目前认为，种植在针道上的肿瘤细胞难以形成局部病灶，也不会提高肿瘤的局部复发率。有研究证实随着穿刺与手术切除之间的间隔时间延长，种植在针道上的肿瘤细胞将逐渐消亡，考虑这可能与患者对肿瘤产生的免疫反应有关。因此肿瘤细胞无法长时间存活，更不可能发展为新的病灶。

张聚良

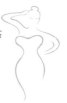

57

有四种乳腺癌，有的一辈子没事，有的三两年复发

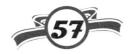

当然，复发与否不仅仅与四种分型有关，但分型的不同，确实影响患者的命运。病理单是如何给你"算命"的？

一旦确诊乳腺癌，几乎所有患者第一时间都会进入心理防御模式，即否认期，不相信医生的诊断，否认自己得了癌症，拒绝承认这一残酷的现实。当患者意识到癌症确诊时，随即进入恐惧焦虑期，患者会恐慌、焦虑，会胡思乱想，坐卧不安，感受到死亡的威胁。随着心理疏导及时间的延长，患者逐渐进入妥协期，开始积极寻求治疗，将生存的希望寄托于治疗。

乳腺癌是一个恶魔，它披着神秘的黑纱。恶魔黑纱下藏着一个怎样的威胁？为什么有的患者一辈子没事，而有的患者三两年就复发了？比如，同样是乳腺癌，除了手术方式多样化，为什么有些患者只需要内分泌治疗？为什么有些患者只需要化疗？为什么有些患者需要化疗序贯内分泌治疗？甚至有些患者既需要化疗，又要联合靶向治疗，还需要序贯内分泌治疗？难道说治疗手段越多样说明病情越严重？这样理解准确吗？

病理单就像"算命"的软件一样，可以预测什么样的治疗有效，也可以预测复发风险。根据免疫组化显示的雌激素受体(ER)、孕激素受体(PR)、人类表皮生长因子受体-2(HER-2)的表达水平，必要时联合HER-2基因检测，可以了解乳腺癌细胞的分子表达情况，根据这些分子表达情况可以对乳腺癌进行分子分型。一共有四种乳腺癌分型，分别为：HER-2阳性乳腺癌、三阴性乳腺癌、管腔A型(Luminal A)乳腺癌和管腔B型(Luminal B)乳腺癌。

HER-2阳性又由于激素受体不同，如雌激素受体和孕激素受体不同，分

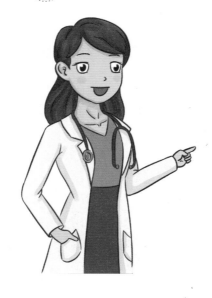

为两种，即受体阴性型和受体阳性型。三阴性乳腺癌指的是 HER-2、雌激素受体、孕激素受体都是阴性。

管腔 A 型需要满足的条件是：HER-2 阴性，雌激素受体阳性，孕激素受体阳性高表达，Ki-67 低表达。这也是乳腺癌中治疗效果最好的类型。如果孕激素受体阳性低表达，Ki-67 高表达，就属于管腔 B 型了。

根据现有的乳腺癌诊疗指南，当雌激素受体或孕激素受体阳性时，需要内分泌治疗，当 HER-2 阳性时，需要联合靶向治疗。比如，管腔 A 型一般只需要进行内分泌治疗，仅高危患者需要化疗；另外三种乳腺癌一般是需要化疗的。你看，病理单是不是很神奇，相当于找到了恶魔黑纱下的软肋，这样医生就可以针对这些软肋制订治疗策略，相信你终于能够理解为什么同样是乳腺癌，治疗方式却多种多样啦，而且并不是说治疗手段越多样说明病情越严重，也不代表分子分型越差。

对于分子分型不同的四种乳腺癌，预后差异较大。管腔 A 型乳腺癌是比较常见的分子分型，占乳腺癌患者的 25%～30%，预后最好，无病生存率及总生存率均最高，复发率最低。管腔 B 型 (HER-2 阴性) 乳腺癌占乳腺癌患者的 25%～30%，预后虽次于管腔 A 型患者，无病生存率及总生存率仍较高。HER-2 阳性、三阴性乳腺癌分别占乳腺癌患者的 20%～25%、10%～15%，预后差。三阴性乳腺癌预后又略差于 HER-2 阳性乳腺癌，无病生存率及总生存率最低，复发转移率最高，且多发生内脏转移后进展迅速。

恶魔有软肋，但是不一定好消灭。病情严重与否不仅跟乳腺癌的分子分型有关，还跟肿瘤分期有关，对于同一种乳腺癌，分期越晚，病情越重。另外，治疗是否规范、患者的心理状态、饮食及运动情况等也会影响治疗效果。所以，好的分子分型预后好，也是要经过规范化治疗之后才能达到，差的分子分型并不意味着没有好的预后，规范化治疗联合新的治疗手段也可以取得很好的预后。一旦患癌之后，努力积极配合治疗，健康饮食，有氧运动，恶魔也会瑟瑟发抖、溃不成军。

（王芳）

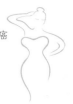

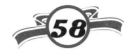

乳腺癌保乳手术，真的是要美不要命吗？

> 已经 21 世纪了，你还在像 100 年前的人们一样，相信切得越多，效果越好吗？

对女性来说，乳房不仅是哺乳器官，还是人体美的象征。不幸罹患乳腺癌后，患者经常面临一个难题：要全部切除乳房即"全切"，还是要局部扩大切除即"保乳"。患者一般的心理是：全切虽然影响美观，但更干净、更彻底、更安全；保乳虽然更美观，但不干净、不彻底、不安全。事实真是这样吗？

手术是乳腺癌综合治疗的核心和关键。乳腺癌的手术历经 100 余年的发展，刚开始是由小到大：从单纯肿瘤切除术，到根治术，再到可耐受的最大手术（如扩大根治术，需切除乳房、淋巴结及肌肉）；后来发展为由大到小：随着对疾病认识的提高，人们发现扩大手术切除范围其实并不能改善生存，同时伴随患者对美观要求的提升，逐渐发展为治疗效果有保障下的最小手术即保乳手术。

保乳手术是指切除乳腺内的肿块和部分乳腺腺体，但保留大部分乳房，最大优点是能尽可能保留乳房原有的形态和感觉，维持女性身体和心理健康，其次手术创伤相对较小、术后恢复快。当然，在治疗乳腺癌的时候，除了关心形态，首先还是要确保安全，也就是我们更需要关注保乳手术的治疗效果。

目前众多的临床研究结果表明：接受保乳手术并在术后辅以放射治疗的患者，局部复发率和总体生存率其实与接受全切手术的患者是相当的。乳腺癌保乳术早已纳入国内外乳腺癌手术治疗指南建议中，逐步成为早期乳腺癌患者的优选手术方式。然而，2014年一项发表在《柳叶刀》杂志上的关于中国乳腺癌诊治情况的调查结果显示，近九成的中国乳腺癌患者被切除了乳房。而在欧美发达国家，近2/3的乳腺癌患者会接受保乳手术。导致国内保乳术比例较低的原因很多，除了患者和部分医务工作者对保乳认识不足外，中国女性乳房的自身条件也是一个客观原因。中国女性的乳房整体比西方人小，同样一个瘤子长在西方女性身上可能算小、能局部切除，但长在中国女性乳房上所占比例就会较大、须全部切除。因此，进行保乳手术需要把握好条件。此外，有些暂时不太适合保乳术患者，可通过术前治疗，先将肿瘤缩小，达到要求后再考虑进行保乳手术。

乔晓伟

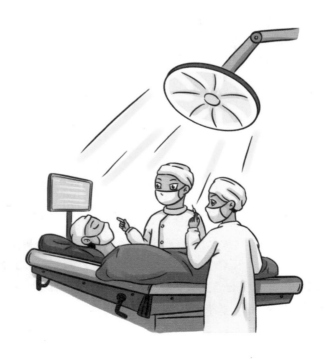

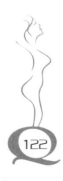

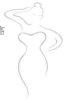

59

前哨淋巴结，腋窝的哨兵。

> 保乳保的是外观，前哨淋巴结更多保的是功能。能不能跳起来高难度的广场舞，就看你的前哨淋巴结了。

乳腺癌腋窝淋巴结是否转移，跟疾病的预后显著相关，同时也是医生对疾病进行分期和制定全身治疗方案的依据。

外科手术是乳腺癌治疗的基础。从19世纪末，被称为"现代外科学之父"的霍尔斯特德开创了乳腺癌根治术。至今，腋窝淋巴结的清扫一直是外科手术的一个重要部分。然而，腋窝淋巴结清扫带来的许多并发症则困扰着广大医生和患者。这些发生率不尽相同的并发症包括上肢的水肿、活动障碍、感觉麻木等。

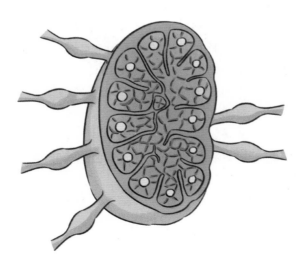

近年来，随着科学的发展和诊断技术的进步，乳腺癌发现的越来越早，腋窝淋巴结转移的可能性也随之减少。相当一部分的患者在确诊时并没有淋巴结的转移。如何减少无谓的淋巴清扫所带来的严重并发症，成为外科手术发展中的重要问题之一。

1977年，泌尿外科医生卡瓦尼亚斯在阴茎癌诊断中首先提出了前哨淋巴结的概念。前哨淋巴结是指区域淋巴引流的第一站淋巴结，也就是乳腺癌向腋窝转移的第一站淋巴结。前哨淋巴结又叫哨兵淋巴结，把守着肿瘤侵袭腋窝的第一道关卡，理论上，前哨淋巴结没有受到肿瘤侵犯，那第二第三站的淋巴结转移的概率就很小。

当时，前哨淋巴结的假说曾经饱受争议，但随着近十几年来许许多多大型的研究证明，前哨淋巴结活检不仅可以准确地提供腋窝淋巴结信息，也将腋窝淋巴结清扫带来的并发症大大降低。目前，前哨淋巴结活检成为早期临床腋窝阴性乳腺癌的标准手术方式，已写入各大指南。一大批早期腋窝淋巴结阴性的患者已经不再需要忍受腋窝清扫带来的上肢水肿和活动障碍等并发症，可以随意地跳广场舞了。

哪些患者可以做前哨淋巴结活检呢？目前的适应证包括：临床浸润性乳腺癌，乳腺原发肿瘤的大小不受限制；临床腋窝淋巴结阴性；单个病灶或多中心病灶不受限制；年龄及性别不受限制；导管原位癌接受乳房切除术；临床腋窝淋巴结阴性新辅助治疗后。

如果一个患者符合以上的条件，就可以接受前哨淋巴结活检。但随着新的研究结果的发表，前哨淋巴结活检的适应证也不断地放宽，不再局限于上述的几条。临床医生需要对不同患者的不同情况进行评估。

那么，腋窝淋巴结有转移的患者就一定不能做前哨淋巴结活检吗？前哨淋巴结阳性的患者就一定要接受腋窝淋巴结清扫吗？并不是！目前的证据已经证明，腋窝淋巴结阳性的患者，也有可能通过新辅助治疗让腋窝淋巴结变成阴性；前哨淋巴结阳性的患者，只要符合一些条件，也有可能不用做腋窝清扫。

进一步的研究还在继续，或许在不久的将来，在准确的评估和全身系统治疗的支持下，可能一部分患者甚至连前哨淋巴结活检都不需要做了！

王坤　张刘璐

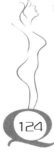

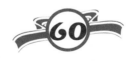

乳房再造

> 当必须切除乳房时，请在术前就想到还有乳房再造的选择。自体还是假体？各种方法都有优劣。

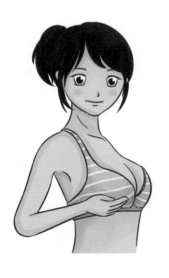

"美丽"是女人的终生事业！除了姣好的面容，曼妙的身姿也是天底下的女人所追求的。

乳房是女性身体上非常重要的、特别的器官，它是女性的象征，也是美丽的象征。但是，当女性的乳房生病了的时候，特别是罹患癌症的时候，我们不得不做一个艰难的抉择：是选择放弃自己的乳房，拯救自己的生命？还是选择为了自己的美丽，用生命冒险？

乳腺癌对于女性而言是一种双重打击——她们不仅遭受病魔对身体的折磨，同时还要饱受躯体形象受损带来的精神折磨。罹患乳腺癌的女性们通常伴有焦虑、抑郁、恐惧甚至绝望等负面情绪。国内外均有研究表明，40%～60%的乳腺癌患者存在不同程度的精神心理问题。乳腺癌患者承受着生理和心理的双重打击，给她们的工作、家庭、生活带来了巨大的影响，导致她们在社会生活中举步维艰！

考虑到乳腺癌为女性所带来的危害如此之大，因此经过无数医务工作者的不懈努力，为乳腺癌患者提供了另一个选择——乳房重建手术。

20世纪80年代，医生就已经开始给患者进行自体肌皮瓣的乳房重建手术。自体肌皮瓣的乳房重建类型有许多种，大致可以分为背阔肌肌皮瓣乳房重建、带蒂腹直肌皮瓣乳房重建及游离皮瓣乳房重建。总的来说，自体肌皮瓣比较适合乳房体积较大且较下垂的女性。其优点在于保持形态及手感自然，可以耐受放疗，并且可以永久存在，但其缺点在于手术创伤较大，术后恢复期长。

随着乳房植入材料的发展，假体乳房重建因其手术方式较简单、恢复时间短等优点，得到了快速的发展。在美国，假体乳房重建占所有乳房重建的比例逐年上升。假体乳房重建目前在我国已经是非常成熟的乳房重建技术，大多适用于乳房体积较小、对侧乳房无明显下垂、有生育要求的患者。

另外，根据手术的时机的不同，可分为两种：①切除乳房的同时进行乳房重建手术，即一期重建（也称即刻重建）；②切除乳房后，患者经过一段时间的恢复或者相应的治疗，再进行的乳房重建手术，即二期重建（也称延时重建）。

许多研究表明进行乳房重建的患者，乳房得到重建之后，身体形象没有受损，对自己的身形感到满意。并且进行乳房重建的患者，其性生活状况也有所改善。乳腺癌患者重拾自信，焦虑、抑郁的负面情绪明显减少，能够拥有一个良好的心理状态迎接生活，再次融入社会。并且，随着时间的推移，乳房重建患者对乳房的满意度、性生活健康程度以及生活幸福感都逐渐提高。

虽然乳房重建技术已经发展多年，但是中国乳腺癌术后乳房重建与发达国家相比，存在着明显的差距。有研究表明，在2007年美国的乳房重建率已经达到63%。然而我国乳房重建的比率仅4%～5%。国内乳房重建率低可能有两个原因：①乳房重建技术不普及，能够熟练掌握乳房重建技术的医师仍比较少；②大家对于乳房重建技术的了解不够，许多人仍担心进行了乳房重建后会增加乳腺癌的复发率。在此必须要明确，进行乳房重建手术时，保证手术的肿瘤学安全是必须遵循的基本原则，任何形式的乳房重建手术都不能阻碍患者接受必要的乳腺癌规范化系统治疗，应强调保证包括皮肤切缘在内的所有手术区域无肿瘤残留。另外，大量的研究表明，乳房重建的患者在术后较乳腺全切的患者其心理、生理状态都更好，有更好的生活质量。

因此，加强乳房重建技术的宣教，改变乳房手术的理念并普及乳房重建技术是非常有必要的。我们需要提高广大乳腺癌患者的乳房重建意识，使她们在治病的同时避免形体受损，有助于减轻乳腺癌手术后的心理创伤，提高生存质量，提早回归社会、家庭角色，融入社会生活。

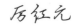

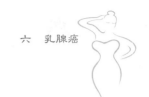

61

为什么要先化疗再手术？

先手术后化疗，先化疗后手术，仅仅是顺序的更换吗？为什么不同的患者方案不一样？

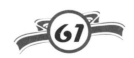

乳腺癌的治疗是以外科手术为主，综合了化疗、放疗、内分泌治疗等一系列治疗方式。经常有患者朋友问，得了乳腺癌，需要尽快做手术，为啥要先化疗呢？化疗会不会耽误病情啊？如果先化疗了，那手术后还要不要再化疗呢？通俗地讲，手术后的化疗叫辅助化疗，手术前的化疗叫新辅助化疗，对于新辅助化疗，我们需要明确以下问题。

(1) 什么叫新辅助化疗？

恶性肿瘤在局部治疗（手术或放疗）前给予的全身化疗叫新辅助化疗，也就是通常说的"先化疗再手术"中所指的化疗。

(2) 为什么要进行新辅助化疗？

①新辅助化疗可提高肿瘤局部的治疗效果，一些局部溃烂或者侵犯皮肤、胸壁的乳腺癌，可通过化疗，使不可手术变为可手术；②肿瘤过大，经新辅助化疗后肿瘤明显缩小，降低临床分期，使不适合保乳变为可以保

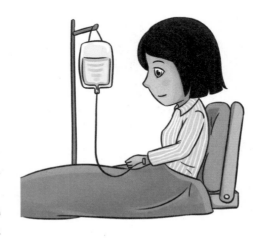

乳，让更多的患者得到保乳的机会；③采用新辅助化疗可观察到化疗前后肿瘤的大小、病理学及生物学指标的变化，直观地了解到肿瘤对化疗药物

是否敏感有效，是难得的体内药敏试验，对某些化疗药物不敏感的，可及时调整，以最大可能地提高化疗效果。

（3）新辅助化疗推迟了手术时间，会影响治疗效果吗？

不会，国外多项权威临床试验表明：先化疗后手术和先手术后化疗的疗效是一样的，但新辅助化疗能显著提高乳腺癌患者的保乳手术率，并且获得病理完全缓解的乳腺癌患者较未获得病理完全缓解的患者的无瘤生存率和总体生存率均得到显著改善。国内外乳腺癌权威指南也推荐：条件适合的患者应该行新辅助化疗。

（4）哪些患者需要行新辅助化疗？

肿块较大（>5厘米），局部溃烂或者侵犯皮肤、胸壁的乳腺癌导致手术无法切干净的患者；腋窝淋巴结转移的患者；HER-2阳性乳腺癌；三阴性乳腺癌；患者有保乳意愿，但肿瘤大小与乳房体积比例大难以保乳者。

（5）新辅助化疗过程中如何评价化疗效果？

新辅助化疗过程中每2个周期根据临床查体结合乳腺超声、钼靶及磁共振检查进行评估。如果肿瘤缩小不明显，则需行肿瘤穿刺活检，明确到底是真的无效还是属于蜂窝状退缩，如果肿瘤明显增大，说明肿瘤对化疗药物不敏感，须及时更换治疗方案。

（6）新辅助化疗通常要多久？

对于新辅助化疗过程中评估有效的患者，建议继续完成原先既定的新辅助化疗方案，目前的一些研究也发现，化疗疗程全部做完再手术跟做了半个疗程就手术相比较，两者的效果还是有差异的。但在完成了原定的新辅助化疗方案后没有必要为了过于追求病理完全缓解（尤其是激素受体阳性的乳腺癌患者）而继续延长新辅助化疗周期，以致延误了手术时机。

（7）手术前做了化疗，手术后还需要继续化疗吗？

如果手术前进行了全部疗程的化疗，手术之后就不需要再次化疗了，化疗的顺序虽然不同，但总的化疗次数是一样的。

（8）新辅助化疗后，肿瘤都不见了，还要手术吗？

接受有效的新辅助化疗后，即使临床上肿瘤完全消失也必须接受既定的后续治疗包括手术治疗，并根据手术后病理结果决定进一步的辅助治疗方案。

总之，随着对乳腺癌认识的逐渐转变，新辅助化疗的应用越来越广，化疗的模式不断进步，临床医师应结合临床实际为患者制定合理有效的新辅助化疗方案，为患者带来最大的疗效获益和最小的副作用，逐步完善乳腺癌的个体化治疗。

王坤　吉雯

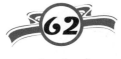

原位癌

停留在原位的癌，是一种幸福的癌。

　　乳腺癌作为我国女性最常见的恶性肿瘤，截止到 2015 年，年新发病例高达 30.4 万。如此高的发病率使得越来越多的人谈癌色变。但其实乳腺癌中还存在一部分病期相对较早、预后相对较好的类型——原位癌。

　　绝大多数乳腺原位癌是导管原位癌（DCIS）。导管原位癌是一种局限于乳腺导管 - 小叶内的肿瘤性病变，其特征是上皮细胞增生，细胞非典型性从轻微到明显。导管原位癌一直以来被认为是一种癌前病变，但是并没有证据显示未经治疗的导管原位癌会转变为浸润性乳腺癌。另一种乳腺原位癌为小叶原位癌（LCIS），目前小叶原位癌已经被认为成一种良性增生性病变，其存在可提示乳腺癌风险增加。

　　导管原位癌的高危因素包括家族史及遗传易感性，除此之外非典型导管增生（ADH）或非典型小叶增生（ALH）病史，未生育或少生育，晚生育，绝经年龄较晚（大于 50 岁），致密型的乳房腺体等均与导管原位癌的发生密切相关。

　　导管原位癌的核级、组织学类型、病灶大小、激素受体状态，肿块切缘状态和切缘阴性的距离等均与其预后相关。以细胞核特征为主要依据将导管原位癌分为低级别、中等级别和高级别。高级别导管原位癌具有更差预后。雌激素受体状态也很重要，因为针对雌激素受体阳性患者的内分泌治疗可以有效降低复发风险或预防第二原发性乳腺癌的发生。

　　导管原位癌的死亡率较低，只有 1.0%～2.6% 的患者在诊断为导管原位

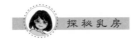

癌后的 8～10 年死亡，且其死亡原因并非直接与导管原位癌相关。

随着乳腺 X 射线检查的普及，导管原位癌的发病率呈逐年上升的趋势。更多的早期的乳腺癌被筛查手段发现。

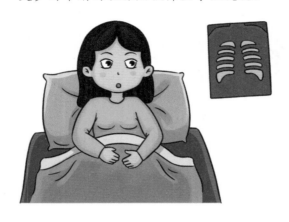

虽然有部分导管原位癌患者是以可触及肿物为首要症状就诊，但其最常见的临床表现还是在乳腺 X 射线检查中出现可疑钙化。中国抗癌协会乳腺癌诊治指南与规范建议 40 岁以上女性应进行乳腺 X 射线的检查，当 X 射线片中出现可疑钙化时，应警惕原位癌的可能。

目前导管原位癌的确诊主要靠穿刺病理或微钙化切除活检。一旦确诊导管原位癌，治疗主要以手术为主。目前针对导管原位癌的手术方式有乳房肿物切除及乳房切除。对于病变相对较小，切缘可达阴性的具有保乳意愿的患者可选取乳房肿物切除。对于那些病变广泛或钙化呈弥漫分布，且难以达到切缘阴性的患者，则建议行乳房切除。

部分导管原位癌有伴发浸润癌的可能，因此为了防止手术方式对后续腋窝处理的影响，所以有指南建议对于肿物在腋尾部，或者拟行乳房切除的患者进行前哨淋巴结的活检。对于选择乳房肿物切除的导管原位癌患者，推荐常规接受放疗，因为多项临床试验显示乳房肿物切除联合放疗可将局部复发率减少一半。

对于雌激素受体阳性的导管原位癌患者，口服他莫昔芬可以显著降低未来乳腺癌相关事件发生率。乳房切除后口服他莫昔芬也可预防对侧乳房患癌风险。但由于他莫昔芬的使用存在深静脉血栓、肺栓塞、子宫内膜癌的发生风险，因此目前多项临床试验正在评估芳香酶抑制剂作为绝经后女性替代服用他莫昔芬治疗的可行性。

近年来随着分子生物学的不断发展，人们对原位癌的分子学特征及临床病理特点有了深层次的理解，亦在原位癌的治疗方面进行了有益探索，但对于其认识还存在局限性，这就要求我们继续加深对这一乳腺早期病变的研究，积极探索其发生发展规律，争取摸索出符合我国患者的诊疗模式。

马力　张硕

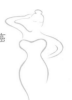

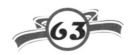

早期还是晚期？

> 一个患者家属常问的问题，乳腺癌并不是只分早和晚。来谈谈乳腺癌的分期。

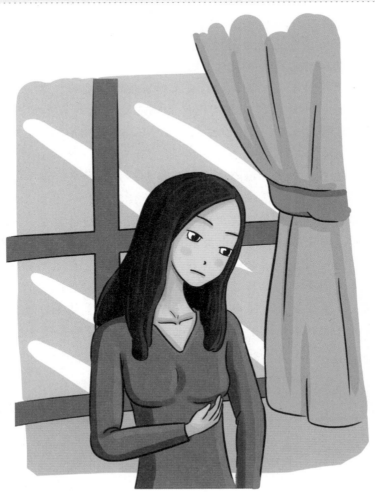

乳腺癌作为女性最常见的恶性肿瘤严重威胁广大女性的生命健康，但幸运的是，随着近年来对乳腺癌普查的重视，乳腺癌诊疗水平的不断提升，5年生存率已高达83.2%。但是否所有的乳腺癌患者都拥有如此好的预后呢？这其实与乳腺癌的分期密切相关。

经常会有患者询问：我的病情是早期还是晚期呢？实际上，乳腺癌的分期不是早期和晚期的划分，而是分为0期、Ⅰ期、Ⅱ期、Ⅲ期和Ⅳ期，0期最早，Ⅳ期最晚。

目前国际上最为通用的分期系统为TNM分期，这种分期是从解剖学角度将乳腺癌进行分期，该分期系统是医生用来预测疾病进展和做出治疗决策的重要参考指标。其依据主要是肿瘤所侵犯的解剖范围，具体包括肿瘤的大小(T)、淋巴结转移情况(N)、有无远位转移(M)。通常分期越高意味着预后越差。

通俗来讲，肿瘤越大，淋巴结转移数目越多、转移范围越广，以及出现远位脏器的转移都是预后不良的因素。需要注意的是，当局部皮肤出现红肿，或乳房肿块侵犯皮肤及胸壁时，即使肿物较小，也提示预后较差。

而一旦出现远处脏器转移，患者的5年生存率则会从早期患者的94.4%骤降至33.7%。但随着对乳腺癌研究的不断深入，专家发现乳腺癌的预后除了与解剖因素相关外还与肿瘤本身生物学性质密切相关，也就是前面讲到的分子分型。

马力

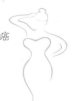

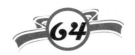

化疗的作用

> 遗憾的是，很多人看到化疗，首先想到的是副作用，而不是作用。还有人竟然认为，副作用越大，效果就越好。于是有什么副作用就忍着，但你本不需要做"忍者"。

20世纪60年代，以乳腺癌根治术及改良根治术为代表的外科手术已经日趋成熟，但人们发现，尽管进行了手术治疗，乳腺癌患者的生存率依然不容乐观。此时，费舍尔医生对乳腺癌的生物学行为进行了大量研究并且得出结论：乳腺癌是全身性疾病，在早期甚至亚临床阶段，肿瘤细胞便可通过血液循环扩散至全身，也就是说，乳腺癌并不仅仅是表面上的一个敌人，更是在身体各处潜伏搞破坏的高手。自此，为了彻底打败这个敌人，乳腺癌的全身治疗也就是"大规模杀伤性武器"化疗开始登上历史舞台。

经过多年的研究及发展，乳腺癌的化疗疗效已经得到了公认并在各大指南中占据着牢固的地位。乳腺癌的全身治疗分为三个"战场"，分别是术前化疗（新辅助化疗），术后化疗（辅助化疗）及晚期化疗。

以新辅助治疗为例，化疗的作用在于：①可以缩小肿瘤，使不可手术的患者变为可手术，使需要全切的患者变为可以保留乳房，简单来说就是先对敌人进行一波空袭，然后再派遣地面部队进行清剿。②可以减少肿瘤细胞的增殖活性，抑制临床上尚未发现的微转移，并降低腋窝淋巴结清扫率。③新辅助化疗后，若达到病灶完全消失则可以明显提高生存率。④新辅助化疗提供了宝贵的药敏试验机会，也就是通过新辅助化疗可以了解化疗方案在人体内的有效性，为以后的治疗提供指导，从而更精准地消灭肿瘤。

乳腺癌的化疗"战士"们主要包括烷化剂环磷酰胺，抗生素类阿霉素，生物碱类长春新碱、紫杉醇，铂类顺铂、卡铂等。它们的作用机制各不相同，有些药物可以相互促进达到更好的效果。有些患者需要化疗和靶向药物联合使用，临床上会根据情况选择最适合的药物组合。

由于化疗药物作用范围较广，免不了"误伤"体内的正常细胞，因此，化疗通常伴随着副作用。化疗药物最常见的副作用包括骨髓抑制，也就是血细胞的减少；胃肠道反应，包括恶心、呕吐、食欲减退；毛发变化，包括脱发和指甲改变；以及肝肾功能的毒性反应等。因此在使用化疗期间要遵医嘱定期复查血常规、肝肾功能等指标，并及时使用一些对症的药物来缓解副作用。化疗引起的脱发是可逆的，在停用化疗药物后一般会恢复，因此不必过于担忧。

那么是否所有乳腺癌患者都需要化疗呢？答案是否定的。各大指南推荐对于部分非常早期的患者（肿瘤大小小于0.5厘米并无转移），化疗的获益有限，但尽管可以豁免化疗，激素受体阳性的患者的内分泌治疗和HER-2阳性患者的抗HER-2治疗是否需要使用依然需要评估。对于激素受体阳性的早期患者，判断是否可以从化疗中获益还有一大神器：21基因检测，将会在其他小节详细介绍。

总而言之，由于乳腺癌是一种全身疾病，在术前、术后和晚期三大领域，化疗都是迎战乳腺癌的重要法宝之一，不同的化疗药物可以组合起来达到更好的效果。化疗可产生副作用，但严格遵循医嘱，定期复查，及时处理一般都可以安全有效地使用。希望大家可以认识到化疗没有想象中的那么可怕，他是我们的得力"战友"。

王碧荟

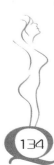

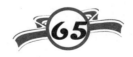

内分泌治疗

> 有人问，要我吃 5～10 年的药，是不是说明病情更严重？如果有一天乳腺癌患者可以吃 50 年的药，估计癌症患者就像高血压患者一样，没有那么大的压力了。

乳腺癌是全球女性发病率和死亡率最高的恶性肿瘤，且不同分子亚型的患者预后不同，其中激素受体阳性乳腺癌患者占所有乳腺癌患者的 60%～70%。对于激素受体阳性的乳腺癌患者，内分泌治疗至关重要，能够有效降低乳腺癌的复发、转移，延长患者总生存期和无病生存期，是疗效确切的治疗手段。

（1）激素受体阳性乳腺癌　激素受体阳性乳腺癌是指经病理免疫组织化学染色证实雌激素受体和（或）孕激素受体性的乳腺癌。阳性表达比例越高，对内分泌治疗越敏感。

雌激素在绝经前主要由卵巢分泌，绝经后由肾上腺组织和其他器官分泌。鉴于绝经前和绝经后患者激素来源和用药选择不同，对绝经的判断尤为重要。绝经的定义：一般是指月经永久性终止。满足下列任意一条的都可视为绝经：①双侧卵巢切除术后；②年龄 ≥ 60 岁；③年龄 < 60 岁，自然停经 ≥ 12 个月，在近 1 年未接受化疗、他莫昔芬、托瑞米芬或卵巢去势的情况下，卵泡刺激素和雌二醇在绝经后范围内；④年龄 < 60 岁正在服用他莫昔芬或托瑞米芬的患者，卵泡刺激素和雌二醇水平连续 2 次在绝经后范围内。以此判断卵巢功能状况，指导后续内分泌治疗药物的选择。

（2）绝经前早期乳腺癌的内分泌治疗　他莫昔芬是 20 世纪 70 年代问世的

里程碑式的药物，目前在内分泌治疗中应用最广泛，特别是在绝经前激素受体阳性乳腺癌患者中常规应用。他莫昔芬是选择性雌激素受体调变剂，它能竞争性结合雌激素受体，进而阻断雌激素的表达，达到抑制肿瘤的作用。

建议患者口服他莫昔芬治疗至少5年，腋窝淋巴结转移等高危人群可延长至10年，能够有效降低患者的复发率和死亡率。对于绝经前辅助内分泌治疗过程中成为绝经后状态的患者，可推荐换用芳香化酶抑制剂治疗。临床研究证实他莫昔芬治疗2~3年后序贯芳香化酶抑制剂治疗优于单纯他莫昔芬治疗5年，但是需要注意的是要确保患者达到绝经状态。另外托瑞米芬的作用机制与他莫昔芬相同，获得中国专家指南认同，目前在国内也是绝经前乳腺癌患者的治疗可选择药物之一。

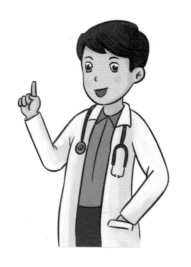

卵巢功能抑制（OFS）也是近年绝经前乳腺癌患者、高危人群常选择的治疗方法。卵巢功能抑制主要有手术切除、放疗和药物抑制3种方式。与手术和放疗相比，药物抑制能够达到同样疗效，且操作简便，停药后卵巢功能可恢复，所以是目前首要推荐的治疗方式，主要药物可分为短效和长效不同剂型，包括戈舍瑞林、曲谱瑞林、亮丙瑞林。卵巢功能抑制剂常与他莫昔芬或芳香化酶抑制剂联合应用于高复发风险的激素受体阳性的年轻乳腺癌患者，若与芳香化酶抑制剂联合应用，目前国际共识推荐时长为5年。

(3) 绝经后早期乳腺癌的内分泌治疗　绝经后女性体内雌激素主要由肾上腺组织中雄激素转化而来，转换的部位在脂肪组织、肝、肾等处。芳香化酶抑制剂通过抑制芳香化酶的活性，阻断雄烯二酮和睾酮转化为雌激素，所以芳香化酶抑制剂通过抑制或灭活芳香化酶，来降低绝经后乳腺癌患者体内的雌激素水平。芳香化酶抑制剂是19世纪90年代问世，分为甾体类（依西美坦）和非甾体类（阿那曲唑、来曲唑）两大类，是绝经后女性内分泌治疗标准药物。选用其中1种药物并坚持口服至少5年，高危患者完成5年且耐受性良好者可延长至10年。

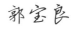

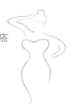

66

什么是放疗？

放疗就像烤红薯，皮儿没糊，肉已熟。

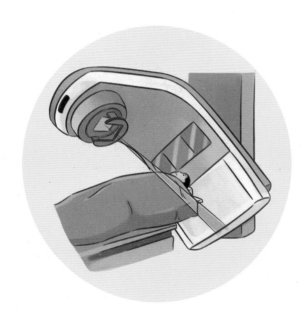

说起放疗，很多普通老百姓称之为"烤电"，其实并不确切。放疗是指借助于放疗设备产生的射线照射于肿瘤区域，从而达到抑制肿瘤生长、杀灭肿瘤细胞的目的。在放疗过程中，局部射线也会使放射野内皮肤发红、色素沉着增多，与电气设备烘烤皮肤出现的皮肤改变相似，但实际作用机制完全不同。本节就临床工作中及网友提问较多的问题给大家科普下放疗相关知识。

哪些患者需要放疗？对于乳房全切的患者：①原发肿瘤≥5厘米或侵及皮肤、胸壁；②腋窝淋巴结转移≥4枚；③腋窝淋巴结转移1~3枚的，除低危组需要权衡利弊，一般都建议放疗；④对于肿瘤较小的前哨淋巴结阳性的，后续没有给予淋巴结清扫术的。对于保乳的患者：一般都建议放疗。对于年龄较大（≥65岁）、肿瘤较小、激素受体阳性、病理Ⅰ期、切缘阴性的，因为本身复发风险较小，可以考虑

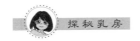

减免放疗进行内分泌治疗。

放疗要做几个周期？乳腺癌的术后放疗仅需要做 1 个周期，但根据病情不同放疗次数会略有不同，对于乳房全切的患者术后放疗次数 ≥ 25 次，周一至周五放疗，周六周天休息，所以整个的放疗周期需要持续几周。同时因为病情的不同，还有一些其他的放疗方案，包括：①加速分割，每日或每周较大剂量放射治疗，以减少治疗周数；②超分割，每天多次小剂量放射治疗；③低分割，每天 1 次（或更低频率）较大剂量治疗，以减少治疗次数。

放疗什么时候做？对于有化疗计划的在化疗完成后 2～4 周进行；对于保乳术后无须给予化疗的，推荐术后 8 周内进行，若术后残腔存在血肿的，因血肿术后早期存在动态变化，建议术后 4 周后进行。

开始放疗前需要做什么？首先放射科医生和放射治疗师确定治疗区域（称为放疗野）。放射治疗师会在皮肤上做标记标出治疗区域。整个放疗过程都需要参照这些标记，以确保治疗时您所处的位置正确。注意不要将标记擦除，如果标记褪色或颜色变淡要及时告知。同时为了防止在治疗过程中发生移动，会做一个身体模具，以确保每天在治疗时都处于相同的位置。

什么是术中放疗？术中放疗主要应用于保乳的患者，是在手术过程中完整的切除肿瘤，病理证实切缘没有肿瘤残留之后给予瘤床的精准放疗。术中会精准地针对切缘外 1.5～3.0 厘米给予射线治疗，因术中可以给予保护胸大肌、肺及皮肤，术后并发症较少，术中放疗可完全替代瘤床补量。目前研究数据表明：术中放疗可显著降低乳腺癌的复发率，随访发现常规术后放疗 5 年复发率为 3%～5%，术中放疗 5 年复发率为 1.5%。但并非所有的保乳患者都适用，术前医生会严格遵守适应证并筛选。

李靖若　张莹莹

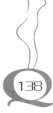

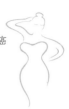

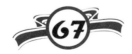

炎性乳腺癌

"凶险"二字，是给它的形容词。

炎性乳腺癌是一种特殊的乳腺癌类型，具有高度伪装性，往往表现出类似急性乳腺炎的红、肿、热、痛的临床表现，且恶性程度高，患者容易出现复发，生存时间短，预后差。早在100多年前，就有研究者对于炎性乳腺癌进行描述：乳腺往往弥漫性增大，当病情进展时，局部皮肤变成深红或紫红色，呈丹毒样外观，高于周围皮肤，边缘清晰且锐利，触之质地坚韧，且有渗液。

首先，由于炎性乳腺癌具有欺骗性，我们需要区分炎性乳腺癌与普通的急性乳腺炎。炎性乳腺癌可表现为突发单侧乳腺局部红、肿、热、痛，但大部分发生在中老年女性中；乳腺部位往往无明显可触及的肿块；无发热、寒战等全身症状，血常规中白细胞、中性粒细胞大多在正常范围；如果出现腋下淋巴结的转移，往往可摸到腋下淋巴结的肿大，但这种肿大的淋巴结往往不伴有疼痛；抗生素治疗无效。急性乳腺炎同样出现乳腺红肿、热、痛的表现，但多发生在哺乳期的年轻女性中，大多在近期存在乳头被咬破的情况；乳腺局部可能会出现触痛，伴随寒战、高热等症状，白细胞、中性粒细胞升高；肿大的腋下淋巴结可伴有疼痛；通常抗生素治疗有效。

其次，炎性乳腺癌的病理类型与其他非特殊的乳腺癌相似，最常见为浸润性导管癌和浸润性小叶癌。而引起炎性乳腺癌弥漫性红肿的特殊表现的原因，在于肿瘤细胞对于真皮淋巴管的浸润，导致淋巴管栓塞、扩张，继而出现炎性细胞浸润，使得乳腺局部产生类似急性乳腺炎的临床表现。

炎性乳腺癌发病急、侵袭性高、易发生转移，患者无病生存率低。因此应选择有效手段对其进行积极治疗，减少复发转移的风险，以及延长患者生存期。炎性乳腺癌在发现时炎症改变多已累及整个乳房，且淋巴结转移发生率高，手术、放疗在内的局部治疗发挥的作用有限，多不能改善患者的预后。对于没有远处转移的炎性乳腺癌患者，首先采取以全身治疗为主的综合治疗策略，抑制肿瘤的增殖，控制局部炎症范围，使肿瘤及转移的淋巴结病灶缩小以达到降期的目的，增加炎性乳腺癌的手术机会。患者可选择的全身化疗药物包括蒽环类及紫杉类药物，上述药物有着较高的有效率，使肿瘤显著缩小后可接受后续的改良根治术及放疗，提高患者获益。若乳腺癌为 HER-2 阳性，可联合抗 HER-2 靶向药物，如曲妥珠单抗、帕妥珠单抗，进一步提高治疗效果。

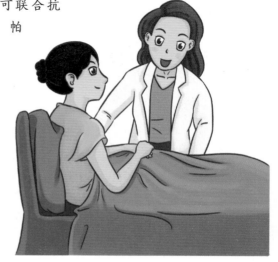

炎性乳腺癌是一类罕见且凶险的乳腺癌类型，需要医生与患者共同协作，警惕其发生，并与急性乳腺炎进行鉴别。发现炎性乳腺癌后需要尽一切有效手段进行积极治疗，减少其复发、转移的可能性，提高患者治疗有效率，延长患者生存时间。

王碧荟

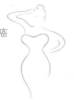

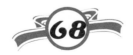

妊娠期与哺乳期乳腺癌

孕育的欣喜，患病的悲痛，不同的情绪纠集在一起。

妊娠期与哺乳期乳腺癌是指在怀孕期间和分娩后1年内确诊的乳腺癌。妊娠哺乳期乳腺癌的发病率约为37.4/10万，其占所有乳腺癌的0.2%～3.8%。目前，随着国家"二孩政策"的全面实施，生育二胎女性的人数不断增多，妊娠哺乳期乳腺癌的发病率也随之增加。作为乳腺科医生，在临床上，经常会遇到患者刚怀孕时或怀孕前就发现了乳房肿块，但为了保证腹中胎儿健康而延迟了诊治时间，结果导致乳房肿块迅速增大并可能出现淋巴结转移的情况。

乳腺癌形成的高危因素之一是高激素状态，而妊娠哺乳期女性体内雌激素和孕激素水平非常高，这些激素将会极大地刺激乳腺癌细胞的生长和增殖，进而促进了乳腺肿瘤的迅速增长和转移。生育5年后该风险将会达到高峰，因此，生育第二胎时将有可能会处于罹患乳腺癌的高风险时期。这些都是促成妊娠哺乳期乳腺癌发病率升高的重要原因。并且，妊娠哺乳期的乳腺增生明显，腺体致密，难以发现乳房肿块，进而导致乳腺癌发现较晚、预后较差。

乳腺癌防治的重点在于"早发现、早诊断、早治疗"。对于妊娠哺乳期乳腺癌，如果能够提早1个月发现肿块并确诊，将会降低约0.9%的腋窝淋巴结转移风险，同时也能及早接受治疗获得较好的生存预后，但由于妊娠哺乳期乳腺特殊性可能会出现乳房肿块的漏检。只有通过合理的检查手段早期发现才能为妊娠哺乳期乳腺癌的早诊断和早治疗做准备。

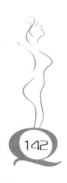

如何才能及早发现妊娠哺乳期乳腺癌呢？首选，女性的自我查体非常重要，具体方法前面章节（第五章第41节）已经具体介绍，如果发现任何异常就需到乳腺专科门诊请乳腺专科医生再次进行乳房查体和进一步的相关检查。其次，孕前检查是非常必要的，建议在准备怀孕前，除了孕前常规检查外，还需进行乳腺专科的相关检查，包括双乳＋双腋窝超声检查、钼靶检查，这样才能排除一切异常情况，从而确保顺利地进入妊娠期。如果孕前检查发现乳房异常肿块，须及时到乳腺专科门诊就诊，并通过肿块穿刺活检确定病理性质，随后根据具体病理结果和免疫组化结果制定合理的治疗方案；如果确诊为乳腺癌且有强烈的"二胎"愿望，可以选择卵巢组织冻存或卵巢功能抑制等措施，储存或保护女性卵子，为实现"二胎"愿望做好充分准备。最后，孕期和哺乳期查体也非常关键，但不推荐妊娠期进行钼靶和乳腺磁共振检查。

目前，相关研究结果显示妊娠期乳腺癌的治疗疗效与非妊娠期的疗效相当，但仍需妇产科、新生儿科、肿瘤科、影像科等相关科室的多学科综合会诊才能确定最优化的妊娠哺乳期乳腺癌的治疗策略，同时也需要患者及家属的知情与同意。

王永胜　丛斌斌

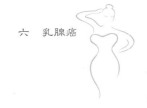

69

男性也有乳腺癌？

在男女性都可以患病的癌症中，大部分都是男性发病率更高。但男性乳腺癌确实是百里挑一。

韩剧三大梗——车祸、失忆、白血病，想必大家已经很熟悉了，但患有乳腺癌的男主角你听说过吗？2016 年，一部热播韩剧《嫉妒的化身》颠覆了许多人的认知。是的，男性也会得乳腺癌。由于公众对该疾病缺乏认识，常常会导致男性乳腺癌发现时已较为晚期。

但男性乳腺癌比较少见，占全部乳腺癌的 0.5%～1.0%，年发病率为 0.4/10 万，在男性恶性肿瘤中所占比例也＜1%。

(1) 什么样的男性容易得乳腺癌？

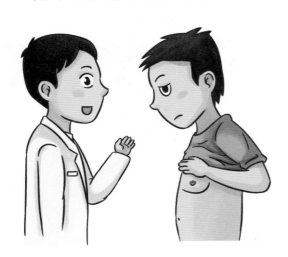

研究显示，15%～20% 的男性乳腺癌患者有乳腺癌或卵巢癌的家族史。携带 BRCA 突变的男性一生中患乳腺癌的概率在 1%～6%，显著高于一般男性人群的 0.1%。

疾病导致的雌激素增加（肝硬化、外用雌激素治疗前列腺癌患者）或雄激素缺乏（隐睾、先天性腹股沟斜疝、流行性腮腺炎性睾丸炎等）均会增加男性乳腺癌的发病风险。此外，肥胖、吸烟、特殊职业暴露等均是男性乳腺癌的危险因素。

（2）男性乳腺癌常常表现为什么特征？

男性乳腺癌最常见的临床症状为单侧乳腺肿块（85%），伴有乳头破溃、溢液或出血。多见于单侧，中位诊断年龄略高于女性，为 69 岁。

男性乳腺癌大部分表达雌激素受体、孕激素受体以及雄激素受体（AR）。由于男性乳腺腺体组织少，癌细胞更容易侵犯深层组织，淋巴结转移率高。此外，男性乳腺癌患者诊断时相对于女性乳腺癌患者常常分期更晚。

（3）男性乳腺癌应该如何治疗？

男性乳腺癌的治疗原则同女性乳腺癌。外科治疗仍是首选，大部分选择乳腺癌改良根治术及腋窝淋巴结清扫术 / 前哨淋巴结活检术。少数研究结果也提示，对于部分有要求的男性乳腺癌患者，保乳手术也是一种可以考虑的选择。目前还没有证据提示新辅助治疗在男性乳腺癌中的疗效。但对于那些具有大肿块难以达到阴性切缘的患者，可以考虑新辅助治疗。

术后根据患者病理类型、分子分型、分期分级及患者一般情况选择放疗、化疗、内分泌治疗及靶向治疗。由于 75% 以上男性乳腺癌患者为雌激素受体阳性，他莫昔芬是目前标准的辅助内分泌治疗药物。有研究结果表明，辅助内分泌药物可以显著延长男性乳腺癌患者的无复发生存期。对于那些具有高危因素的男性乳腺癌患者应该考虑辅助化疗的应用，如肿瘤较大、激素受体阴性、淋巴结浸润的患者。虽然目前尚缺乏大型临床研究，小型回顾性研究结果显示，辅助化疗可以降低男性乳腺癌的患者的复发风险和死亡率。

对于进展期男性乳腺癌患者，除了那些内分泌耐药、具有内脏危象亟须化疗的患者外，内分泌治疗为首选治疗方案。他莫昔芬是目前标准的内分泌治疗药物。芳香化酶抑制剂与氟维司群目前在男性乳腺癌中的证据级别尚较低。由于 80% 以上的男性乳腺癌为雄激素受体阳性，抗雄激素治疗也为可以考虑的治疗之一，但其在男性乳腺癌中的疗效目前也尚缺乏统一的结论。

王碧荟

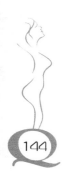

70

复发转移了

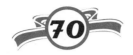

　　我有一条阅读量 300 多万的短视频，讲了一个乳腺癌肝转移患者，生存了 10 年，而且转移灶完全查不出来了。转移性乳腺癌虽然理论上不能完全治愈，但是正规治疗，享受生活还是有希望的。

　　临床工作中对于初诊乳腺癌的患者，往往最开始的问题就是：大夫，我这个病严重不？需要化疗吗？能活多久？所有的治疗完会不会复发？有多大的概率复发……对于罹患癌症的患者，恐怕最担心的就是复发转移了，仿佛出现了复发转移就如同被"判了死刑"一样，那么什么是复发转移，又真的是被"判了死刑"吗？

　　复发转移主要分为局部复发与远处转移，前者是指根治术后局部出现胸壁结节、局部淋巴结异常肿大，且病理证实为乳腺癌，全身其他脏器未发现异常的；后者是指出现了全身其他脏器的转移，多见于脑、肺、肝、骨等。

　　临床上一般用 5 年生存率来表示癌症疗效，美国的癌症信息网站统计了不同阶段的乳腺癌 5 年生存率供大家参考。早期未转移乳腺癌的 5 年生存率是 99%，转移到淋巴细胞的 5 年生存率是 85%，发生远端转移的 5 年生存率仅为 26%。国内的数据统计乳腺癌 5 年平均复发率高达 40%，复发转移多发生在术后 3 年之内，少部分发生在根治后 5 年之内。如果 5 年内不复发，再次复发的可能性就很小了，如果 10 年没有复发，就认为是临床治愈了。术后规律的复查有助于早期发现复发转移，从而改善患者的生存，推荐在术后 3 年内每 1 年复查 3~4 次，3~5 年期间每年复查 2 次，5 年以上每年复

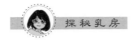
查 1 次。

在复发转移后，患者及家属最担心的就是还能活多久。其实，这个问题没有准确的答案，因为生存多长时间是一个概率的问题，没法应用到个体。文献报道，对于局部复发患者 5 年生存率为 80%～90%，出现远处转移的患者五年生存率约为 50%。

即使复发转移后也完全有临床治愈的机会，如胸壁及腋窝局部复发的患者经过化疗、内分泌治疗后完整的手术无瘤切除，术后补充放疗即达到临床治愈；如骨转移患者经过化疗、内分泌治疗、磷酸盐类治疗后，骨转移灶完全消失，即达到临床治愈；如肝转移患者，通过化疗、介入治疗、内分泌治疗及生物治疗等，病灶缩小甚至消失，即达到临床治愈。临床治愈是肿瘤患者治疗的目标，达到临床治愈即意味着可以长时间生存。我们也遇到过一个乳腺癌肝转移的患者，生存了 10 年，目前转移灶已查不到了。

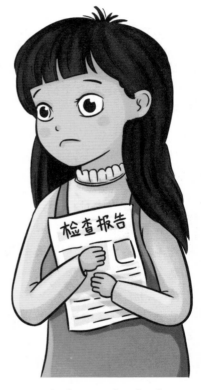

对于复发转移无法达到临床治愈的患者更多地应该是学会与癌"和平共处"。对于通过化疗、内分泌治疗病情稳定的，肿瘤停止生长或生长非常缓慢时，癌症患者和肿瘤就可以"和平共处"，放弃原本"歼灭战"的战术，和癌症打一场以提高自身免疫力为主的"拉锯"战，乳腺癌已然成了一个"慢性病"。

吕鹏威　张莹莹

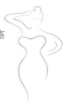

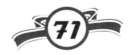

得了乳腺癌还能生育吗?

生育后，还能哺乳吗? 这是个问题。

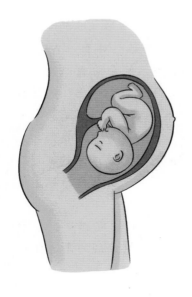

中国女性乳腺癌发病年龄低，尤其是近年来趋向低龄化。二孩政策全面放开后，很多乳腺癌患者存在是否生育二胎的抉择。这些原因导致很多女性在乳腺癌治疗后面临着生育的问题。

由于肿瘤造成的心理创伤和身体毁损导致的自卑，担心自己不能生育，这几乎和被诊断为癌症本身一样令人沮丧。治疗对生育的影响有多大? 生育对生存的影响有多大? 会生育一个健康的孩子吗? 如何权衡治疗、生育、生存的不同抉择?

乳腺癌的综合治疗对月经状态和生育能力均有着不同程度的影响。影响最直接，最显著的是化疗。如果患者是40岁以下的女性，那意味着有超过20%的机会因为化疗导致卵巢功能衰竭，而卵巢功能衰竭的女性会失去生育能力，40岁以上的女性因为化疗导致卵巢功能衰竭的概率更大。

但是即使正常的女性，没有患病，没有治疗的经历，仍然有超过20%的机会不能自然受孕。医生有一些办法可以在一定程度上保护生育能力。关于生育能力、生育保护，可以咨询生殖医学科的专家。

乳腺癌化疗中最有活力，我们最常用的药物是抗肿瘤抗生素蒽环类和抗肿瘤植物药紫杉醇类，其次还有烷化剂环磷酰胺，抗代谢嘧啶类包括 5- 氟尿嘧啶、卡培他滨、吉西他滨等，金属络合物铂类等。环磷酰胺对卵巢的损害是显著的。蒽环类和紫杉醇类对卵巢的损害是较轻的，特别是紫杉醇类。但是在临床中，医生们很少因为了保护生育能力，而考虑更改标准的化疗方案。

美国临床肿瘤协会关于保留癌症患者生育能力的临床建议：①胚胎低温冻存。这目前是国际、国内比较认可的办法，疗效可靠，安全性高。②卵母细胞低温冻存。对于未婚的女性，这是可行的选择，不确定性大，成功率低。③卵巢组织低温冻存。为侵入性操作，可导致癌细胞种植，效果有限，仍处于试验阶段。④卵巢功能保护。目前促性腺激素释放激素 (GnRH/LHRH) 类似物广泛应用，其效果在不断地研究中。

目前尚没有妊娠对乳腺癌生存率影响的前瞻性研究。美国有 8 项回顾性研究分析都提示乳腺癌患者治疗后妊娠者复发率和死亡率更低。确诊 2 年之后妊娠，这种预后改善的效应更强。可能的原因是高剂量的雌、孕激素水平带来有益的生物学效应。

但是，怀孕可能会中断正在进行的治疗。对于激素受体阳性的乳腺癌，内分泌治疗过程是漫长的，至少需要 5 年甚至 10 年。譬如，对于一个 32 岁的女性，如果完成 5～10 年的治疗，她已经 37～42 岁，她会向我们提出这样的问题：如果等到完成治疗，我已经太老了，我是不是还能怀上？高龄生产是不是很危险？我是否可以暂时中止治疗，先行怀孕、生产，还是必须先完成治疗？暂时中止治疗对生存是否有不利的影响？影响有多大？我们并无这方面的数据，我们需要如实告诉患者这一点，最终由患者做出最后的决定。

美国推荐乳腺癌患者至少等到治疗后 2 年再考虑怀孕。美国推荐服用他莫昔芬治疗的患者完成 5 年的治疗，这段时间禁忌妊娠。

中国抗癌协会 2013 版推荐：腋窝淋巴结阴性的浸润性乳腺癌，手术 2 年之后可以怀孕。腋窝淋巴结阳性，5 年后可以怀孕。原位癌的患者随时可以考虑生育的问题。他莫昔芬、诺雷得等治疗中的患者需要停止治疗 3 个月后才可以怀孕。妊娠、哺乳结束后应当完成既定的治疗。

另外，哺乳对乳腺癌患者是一个保护因素。对于一侧乳房切除的患者，正常侧可以正常哺乳。对于保乳的患者，患侧也同样可以哺乳，但是存在泌乳量小等问题。

李建国

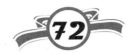

为什么都说要提高免疫力？

患者家属最常见的咨询：怎么提高免疫力？

　　身边有人感冒时我们可能习惯性说一句："你免疫力太差了"；同样是化疗后在家休养，有的患者很"皮实"，有的却很"脆弱"，家属也会说："你免疫力太差了，不好扛啊！"明星代言各种保健品，主打也是"增强免疫力"。那么所谓免疫力究竟是何方神圣，我们又该如何提高免疫力，增强生活"战斗力"呢？

　　首先我们来认识下免疫力。从医学角度将，免疫力是指身体识别抗原物质并将其清除出体外的能力。免疫力的强弱可由白细胞数量的多少进行粗判定。人体每天要接触数量庞大的细菌、病毒等"脏东西"，免疫力是人体健康的防护墙，免疫力下降时人体更易被侵袭，表现为体力下降、精神萎靡、内分泌紊乱等，严重者甚至会诱发重大疾病。

　　有研究表明生活方式对免疫力有重要影响。规律的锻炼可增强人体的免疫功能，提高对疾病的抵抗能力。流水不腐，户枢不蠹，动起来方能为身体注入满满的活力。此外还应养成良好的作息习惯，早睡早起，保证充足的睡眠。常有人调侃"熬夜一时爽，一直熬夜一直爽"，事实上熬夜对身体伤害很大。我们都知道睡眠是人体的加油站，人的体力和精力通过睡眠得以恢复，更重要的是处于睡眠状态时体内的免疫物质合成增加，例如褪黑素，它参与调节免疫功能，熬夜时光线的刺激会抑制褪黑素的释放，降低身体的免疫力。但应注意凡事有度，过于剧烈的运动及过多的睡眠反而对身体不利。

　　精神情绪也与人的免疫力密切相关。现代人处于激烈的社会竞争中，压力巨大，紧张与焦虑等负面情绪会影响神经内分泌系统，进而波及免疫系统的功能。俗话说"笑一笑，十年少"，保持积极乐观的心态是抵御疾病、渡过难关的良药。

均衡且有营养的饮食也是提高免疫力不可或缺的。蛋白质是人体免疫系统的关键，肉类、蛋类、鱼虾等都含有丰富的蛋白质。维生素在人体对抗疾病的过程中也起着重要的作用。富含维生素A的食物有动物肝脏、奶制品、胡萝卜；富含维生素E的食物有植物油、谷类、坚果；富含维生素C的食物有新鲜蔬菜水果如青菜、番茄、橙子等；富含维生素B_{12}的主要是肉类；天然维生素D在食物中含量较少，主要在海鱼及动物肝脏等食物中，日常晒太阳有助于体内维生素D的合成。这些维生素通过调节抗体及补体的释放来提高人体的免疫力。因此日常饮食要注意荤素搭配，食用丰富的水果蔬菜，补充多种蛋白质及维生素。

总之，身体的健康状态与免疫能力密不可分。《黄帝内经》有言："是故圣人不治已病治未病，不治已乱治未乱，此之谓也。夫病已成而后药之，乱已成而后治之，譬犹渴而穿井，斗而铸锥，不亦晚乎"，也强调了防病与养生的重要，就连90后也早已加入养生大军，"保温杯里泡枸杞、动感单车普拉提"，不仅仅是为燃烧卡路里，更是形成一种健康的生活态度，锻造一个更强壮的躯体，与这个世界给予我们的风霜雨雪、艰难险阻温柔且有力地对抗。

张莹莹

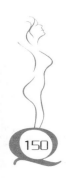

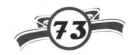

73

术后好好锻炼

> 乳腺癌患者在术后，往往有上肢活动的障碍。来一段瑜伽或者普拉提吧，如果条件允许，游泳也是可以的。

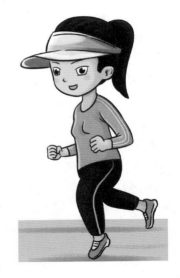

最近，病房中刚刚收治了一名乳腺癌术后3月余入院复查的患者，她一走进办公室便让人大吃一惊。两条手臂在短袖之下暴露的一清二楚，其中一条手臂分明比另一侧"圆润"了一倍，且黝黑发亮，这典型的就是术后淋巴水肿的症状。查阅病历后发现，该患者所行手术只是单纯的乳房切除及前哨淋巴结活检，该术式对淋巴管的损伤有限，照理说一般并不会产生如此严重的后果，询问患者本人后才恍然大悟，原来，该患者术后因惧怕疼痛，一直抗拒活动手臂，至今手臂仍旧不能抬高至正常高度。并且，在伤口不再疼痛后，便开始"积极"参与家务劳动，甚至用患侧手臂提水浇菜。总之，能做的功能锻炼一样不做，不能做的重活倒是一个不落。看到她如今的结果，不禁感叹，果然术后功能锻炼对每一个患者而言都是至关重要。

目前，治疗乳腺癌的方法仍以手术切除为主，最常用的术式包括乳腺癌改良根治术（行腋窝淋巴结清扫）、乳房单纯切除加前哨淋巴结活检术及保乳手术（分为前哨活检及腋窝淋巴结清扫两种）。乳腺癌手术不仅破坏了乳腺的正常结构、形态，还切除了周围淋巴等重要结构，当患侧手臂的淋巴管被切除后，无法将引流到此处的所有液体带离该区域时，便会造成液体集聚导致淋巴水肿。若水肿积久不退，严重者还能造成"象皮肿"。这将极大地影响患者的肢体功能，进而影响患者的日常生活、工作和社会活动。

乳腺癌术后进行肢体功能锻炼可以改善患者上肢功能，促进肢体血液回流，减轻因手术创伤、淋巴回流不畅等原因所引起的肢体水肿，促进伤口愈合。因此，学会乳腺癌术后患肢功能锻炼，对患者上肢水肿消退、肢体感觉恢复及最大限度地提高患者自理能力具有重要意义。

不同手术方式的功能锻炼也略有不同，拿最常见的乳腺癌改良根治术为例。因其术后创伤范围较大，术后恢复的进度也应相应放慢。

(1)在术后的第1～3天，建议患侧小范围锻炼，包括握拳、伸指、腕关节正反旋转以及肘关节屈伸运动等，避免活动度过大。每次锻炼5～10分钟，每日坚持3～5次。在进行活动时，也可以借助弹力球或者握力器等工具辅助锻炼。

(2)术后的4～7天，建议患者患侧手臂尝试触碰同侧耳部或对侧肩部，但在拔出腋下引流管前不可以活动肩关节；拔出引流管后，若医生未发现伤口积液，再进行肩关节活动，如前后摆动，外展等。

(3)术后的8～14天，建议患者尝试练习手指爬墙，患者需身体侧对墙壁，手臂尽量伸直，手指沿墙壁缓慢向上攀爬，直至手臂无法抬高为止。保持此高度30秒左右，休息片刻，再次重复练习，触摸的高度要循序渐进，直到手臂可以举过头顶，并且能够自行梳理头发为止。

对于行乳腺单纯切除及前哨淋巴结活检的患者，因腋窝淋巴引流区域创伤较小，可以适当加快锻炼的进度与程度，加速功能恢复。而创伤最小的保乳手术，亦应如此。但是因为手术方式不同，一定要咨询自己的手术医生，如何进行循序渐进的锻炼。

术后的功能锻炼贵在持之以恒，患者在出院之后，能够做到不在医护人员监督下继续进行运动6个月以上。锻炼要根据患者年龄、体力、病情等自身实际情况进行，既不能因为害怕牵扯伤口疼痛，而躲避锻炼；又不能锻炼过量，过度牵引，引起患肢肿胀。家庭支持、家属参与也很重要，家人的监督和陪伴能够提高患者的积极性。

在患者治疗结束，身体状况恢复之后，可以参加一些有氧运动。例如步行、跑步、太极拳、有氧健身操、跳舞等。如果有条件，可以在健身教练的指导下，学习瑜伽、普拉提、游泳等运动，不仅能够塑造体型，也能够放松身心。由谷元廷、吕鹏威主译的《乳腺癌普拉提康复疗法》，是国内第一本专门针对乳腺癌患者的运动指导书籍，可以作为运动锻炼参考。

李靖若

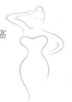

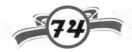

还可以有性生活吗?

尽情与爱人享受性生活吧，但也要注意一些细节。

近几年来，乳腺癌的发病率持续上升，严重威胁女性的身心健康。在欧美国家，乳腺癌患者群以绝经后为主，而在我国，患者群以绝经前女性为主，尤其是我国乳腺癌年轻化的趋势越来越明显，年轻的乳腺癌患者面临以往未曾面临的问题，比如如何和谐夫妻性生活等。

问题来了，乳腺癌患者是否可以安全进行性生活? 对患者本身有什么影响吗?

目前对于乳腺癌的治疗主要包括手术、化疗、放疗、内分泌治疗、靶向治疗、免疫治疗与其他治疗。不管哪种治疗，对于年轻乳腺癌患者，往往会带来心理巨大的创伤。对于年轻乳腺癌患者的化疗，蒽环、紫杉醇类药物作为一线药物，往往会导致患者脱发、恶心、呕吐、情绪低落等，使得很多年轻女性患者会有一过性的性冷淡，因此需要丈夫的理解与支持。在内分泌治疗阶段，年轻女性乳腺癌患者往往首选他莫昔芬治疗，容易导致月经失调、闭经、阴道出血、外阴瘙痒等。这些症状伴随乳腺癌的整个治疗过程，女性的身心健康都受到很大的损害，非常需要丈夫的关爱。夫妻的性生活也许就像个"调味品"，不管你有何症状，完美的性生活对你会产生一种有益健康的效果。当然，性生活前需要两人充分的交流与沟通，性生活过程中应当考虑到女性生理功能的改变，不要只顾自己，以性生活不感到勉强，并在次日不感到疲乏为宜，同时在整个治疗阶段需要做好安全有效的避孕措施。

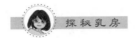

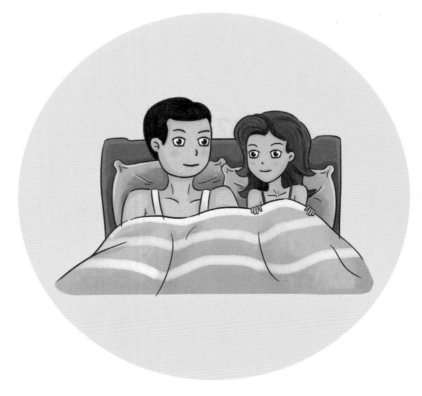

　　总之，可以明确的是，乳腺癌术后是可以进行性生活的，而且适度、和谐、有规律的性生活不但对身体无害，还可以增强患者的自信心，调整患者的内分泌系统，有利于患者的康复。从医学的角度来讲，夫妻之间融洽的性生活，不但可以加深夫妻的感情，同时还能怡心养性，有益身心健康，从而提高身体的免疫功能，对乳腺癌患者的愈后更有益处。

張哲

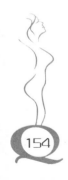

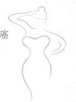

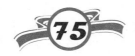

吃什么恢复得好？

> 在乳腺癌术后，以及化疗、放疗期间，合适的饮食为身体提供充足的营养与能量，为治疗的顺利完成提供基本保障。

全世界人民都知道，中国人会吃。中华民族上下五千年，吃的文化放眼世界也绝对是翘楚。川菜、鲁菜、粤菜、苏菜、浙菜、徽菜、闽菜、湘菜，八大菜系里你的日常食谱属于哪个？民间第一菜系川菜以其"一菜一味，百菜百味"誉享全国。肉夹馍、羊肉泡馍、煎饼果子、包子、油条早已走出国门，据统计美国的中餐厅已经超过4万家。

我的患者经常问我：医生，饮食上有什么需要注意的地方？

我脑海里闪过我的日常食谱，那些我所爱的，或甜，或咸，或辛辣，或油腻，也是她们曾经所爱，但并不完全适合我的患者。看着床上的患者，我告诉她们，要健康饮食，以营养、清淡、易消化为主，多进食蔬菜水果。

按照我国营养协会推出的《中国居民膳食指南》，建议按照金字塔结构来选择食物种类，保证营养供给。

第一层粮食：米饭、面粉等五谷类位于金字塔的底部，应占每日进食的最大份额，术后患者需要足够的碳水化合物满足热量消耗，注意粗粮与细粮搭配。

第二层蔬菜、水果类：乳腺癌术后患者需要多进食新鲜的蔬菜、水果，补充人体必需的维生素，有利于提高免疫力。蔬菜、水果类可以补充膳食纤维，缓解术后肠蠕动不足及化疗引起的便秘。对于中老年女性，适当的膳食纤维可降低血脂水平，预防心脑血管疾病。

第三层奶类、豆及其制品：应该每日摄入。充足的蛋白质摄入可以补充人体必需氨基酸，有助于促进切口愈合，提高免疫力。

第四层鱼、肉、蛋等优质蛋白：建议经常摄入。优质蛋白的定义是：食物中蛋白质的氨基酸模式越接近人体蛋白质的氨基酸模式，则这种蛋白质越容易被人体吸收利用，称为优质蛋白质。癌症患者更需要经常摄入优质蛋白，腌、熏、煎、炸、烤的制作方式不推荐，油腻质硬不易消化吸收，易诱发呕吐、肠道功能紊乱等，建议优先选择相对健康的、易消化的烹调方式，比如蒸、煮、小炒。在肉类选择上少吃肥肉、红肉，多吃瘦肉、新鲜鱼虾等。

第五层油、糖、盐：可以适量进食，但需要严格控制进食量，建议少油、少糖、少盐饮食。血脂、血糖、血压是每一个术后、放化疗患者必须监测的指标，但不必过分限制盐的摄入。盐是人体必需的元素。过分限制盐的摄入反而对身体有害，可能会导致低钠血症、乏力、水肿等，恶心、呕吐患者甚至会引发严重的电解质紊乱。

参考五层膳食金字塔结构，乳腺癌术后、放化疗期间的饮食原则很容易掌握，但敏感焦虑的患者们绝不满足于这样一个答案。民间传言，发物不能吃。那么，葱、姜、蒜、蘑菇、母猪肉、鱼、螃蟹、虾、羊肉、鹅肉、鸡翅等榜上有名的发物，到底能不能吃呢？

乳腺癌术后、放化疗期间需要"忌口"，但需要科学的"忌口"，避免将"忌口"扩大化。其实，中医或民间传统习惯的许多说法并不完全符合现代科学研究的结果或事实，比如母猪肉、牛羊肉、鱼虾，是现代科学证实的优质蛋白，不仅要经常吃，而且患者治疗期间消耗大，最好能每天都适量补充。菌类被证实可以提高免疫力，有一定的抗肿瘤作用，可以吃。至于葱、姜、蒜、辣椒，属于辛辣刺激性食物，乳腺癌术后、放化疗期间患者胃肠道功能较差，建议少吃，如果真是特别喜欢吃，那么可以适当吃。真正需要忌口的，是烟、酒、浓茶，是生冷、坚硬、重油重盐的食物，是陈腐、霉变或具有一定毒性的食物。

很多热爱美食的人喜欢以"吃货"自居，患者朋友们，请放心，只要吃得健康，你依然可以洒脱地吃。

董玲玲

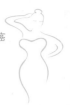

76

"发物"不能吃？

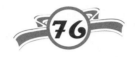

一个癌字，三个口。患者的疑问最容易集中在吃饭上。

　　"发物"一说在我国民间广为流传，那到底何为发物，为何会广为流传？那就要从一个故事说起。

　　明代中期有一本叫《翦胜野闻》的野史，记载开国第一功臣徐达本来有背疽，但是朱元璋派人赐给他一只烧鹅，徐达吃后病发身亡，也就说朱元璋害死了徐达。到底是朱元璋毒死了徐达，还是吃烧鹅加重了徐达的病情？大家众说纷纭。直到清朝乾隆年间，一个叫赵翼的人写了一本《廿二史札记》，又提到了徐达吃烧鹅发病的故事，他强调说"赐以蒸鹅，疽最忌鹅"。这样一来，人们便相信是朱元璋故意害死了徐达，明知道徐达不能吃烧鹅，还赐给他吃，真是居心叵测啊！于是群众把这个故事一传十十传百，直到今日。同时这个故事也成了朱元璋杀害功臣的重要证据。

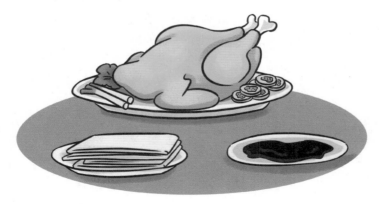

当然群众在传播故事（也许是谣言）的同时，也是十分善于总结的，我们清晰地在这个故事中得到了两条重要信息：第一，朱元璋害死了徐达；第二，鹅是发物，不能给有背疽的患者吃，否则会使患者病情加重，甚至致死。如果这故事是真的，那么明太祖在"发物"这个词还没发明出来就已经知道了这些医学知识，看来朱元璋堪称该领域的专家啊。

故事说完了，我们言归正传，中医所谓"发物"，是指动风生痰、发毒助火助邪之品，能引起人体阴阳平衡失调，容易诱发旧病，加重新病。凡食性与病性同者，皆为发物，就是说寒性食物诱发和加重寒证，热性食物能诱发和加重热证，所以皆可认为是发物。

发，是发作、诱发、激发、复发之义。其致病有以下几个特点：发热、发疮、发毒、动火、动风、助湿、生痰、动气、积冷和发痼疾。所以说，发物需要辨证来看。一般来说，患热性疾病，在服清热凉血及滋阴药物时，应忌热性之物，比如酒类、辣椒、鱼类、肉类等，因酒、辣椒性热。鱼肉类有生热、生痰作用，食后能助长病邪，抵消药物的作用，使病情加重。在患寒性疾病，服温热药的时候，应禁忌生冷食物，比如西瓜、梨、柿、苋菜、莴笋等。

发物的现代研究提示其机理一是"发物"中的动物性食品中含有某些激素，会促使人体内的某些机能亢进或代谢紊乱，引起旧病复发；二是某些食物所含的异性蛋白成为变应原，引起变态反应性疾病的复发；三是一些刺激性较强的食物极易引起炎症扩散、疔毒走黄。

说到这里，我们就会明白，认为"发物"会促进病情发展、肿瘤患者应"忌口"之说，这缺乏科学理论。肿瘤既非过敏性疾病，又非炎症性疾病，也不是中医所讲的疮疡肿毒，"发物"并不会在术后引起肿瘤的转移和复发。

从肿瘤营养学的角度看，"发物"多为富含高蛋白和各种营养素的食物，这些食物不仅是营养素的优质来源，而且对提高机体的免疫力、促进肿瘤患者的康复具有积极作用。所以，肿瘤患者的膳食结构应是在保证热量、蛋白质摄入基础上的食物多样化，不必盲目"忌口"。

朱明智

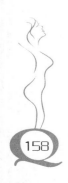

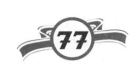

心情好很重要

心情越差，化疗反应越大。情绪越好，复发也越少。心理情绪在乳腺癌的治疗与预后中很重要。

心情变化是一个非常奇妙的变化，它就像一个催化剂，人类心情好时，做任何事时都精神百倍，效率极高；心情差时，特别沮丧，做事萎靡不振，那么如果乳腺癌患者心情不好会不会影响到疗效上呢？

精神因素与人体免疫功能密切相关。我们知道，人体免疫系统受神经和内分泌的双重调控。精神抑郁等消极情绪作用于中枢神经系统，可能引起自主神经功能和内分泌功能的失调，使机体的免疫功能受到了抑制。

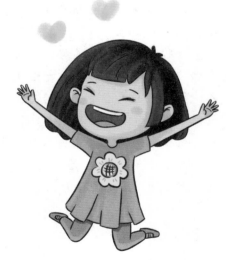

精神因素对癌的发生、发展、扩散，起着非常重要的作用。这点已被现代的科学研究所证实。用声光刺激动物，使之产生紧张、焦虑，结果动物的免疫系统的防御能力大大减弱，并诱发了以前潜伏在体内的癌肿。

治病要治心，恶劣的情绪，忧郁的精神，对人健康的损害，甚至比病菌、病毒厉害得多。良好的情绪，犹如一剂心药，对癌细胞有强大的杀伤力，是任何药物所不能代替的。

　　现代医学已经证明了抑郁消极的情绪可使催乳素分泌过多，而致乳腺癌。中医在《外科正宗》中对乳腺癌的病因进行分析，认为："忧郁伤肝，思虑伤脾，积想在心，所愿不得，致经络痞涩，聚结成核。"患病是我们所不愿意看到的，但一旦患上乳腺癌，我们更需要有积极心态应对。

　　特别是大多数乳腺癌患者都会经历化疗。然而在化疗过程中患者常常既忍受着疾病本身带来的痛苦也往往遭受着心灵上的煎熬。心情变差，也会导致化疗的副作用更加严重。当患者进行化疗时会伴随着一些心理变化，这些情绪会直接影响治疗效果，及时纠正不良情绪有助于治疗的顺利进行。

　　怀疑与恐惧是所有肿瘤患者常见的不良心理，是对肿瘤疾病本身的恐惧，对化疗造成的副作用的恐惧和对自身生存期的恐惧。医生与家属首先要做的就是做好疾病的解释工作，为患者详细讲解化疗的必要性、目的、可能出现的副作用及应对措施，减轻患者心理压力，教育患者正确对待肿瘤疾病。家属要陪伴、鼓励患者，树立对抗疾病的信心。可以向患者讲述成功、典型的病例和疾病治疗的良好前景，增强患者的治疗信心。切忌亲朋好友抱着"永别"的心情去探视患者，这样做反而会伤害到患者。

　　还有些患者会出现要求加大药物剂量、增加化疗周期；对医护人员过度依赖；盲目追求广告；自行服用"神药"和保健品等行为。这种行为会严重扰乱治疗进展。对于这样的患者，要向患者解释化疗的相关知识，可以转移患者注意力，组织患者做一些力所能及的事，调动患者的积极性。

　　还有一些患者会抗拒治疗。此时患者多为担心化疗副作用，或不能承受化疗副作用带来的痛苦，对化疗失去信心，或者经济条件不好，担心花钱等。患者往往意志消沉，丧失治疗疾病的信心。可以多发挥病友间的人际关系，和其他患者多多沟通，尤其是和治愈复查的患者交流，增强患者心理治疗效果，积极配合治疗，达到治疗的目的。

谷元廷　朱明智

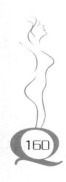

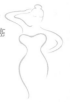

78

胳膊肿不可怕，预防治疗有办法

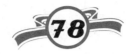
某一天你突然发现，患侧上肢粗了一圈。

　　某一天你突然发现，患侧上肢粗了一圈，这可能是发生了乳腺癌术后的常见并发症——上肢淋巴水肿。统计资料显示，上肢淋巴水肿在腋窝清扫患者中的发生率超过20%，而在前哨淋巴结活检患者中的发生率约为6%。那么，究竟什么是淋巴？乳腺癌术后为什么会发生上肢淋巴水肿呢？

　　众所周知，血液是在人体血管内循环流动的红色液体。至于淋巴，大家则比较陌生，它是在淋巴管内循环流动的无色液体，但实际上它和血液是一家人。当血液流动到毛细血管时，一部分液体经毛细血管壁滤出到组织间隙，与细胞进行物质交换后，大部分被毛细血管重吸收进入静脉，小部分则进入毛细淋巴管，成为淋巴液，沿各级淋巴管向心脏方向流动，最后汇入静脉，再次回到人体的血液循环中。

　　在淋巴管途经人体的一些部位时，如腋窝、腹股沟等，会与成群的、大小不一的淋巴结相连，这些淋巴结不仅是淋巴回流途中的咽喉要塞，也是人体的"安检站"，它的主要功能是滤过淋巴液，发现并清除外来的有害成分，如病原体等。

　　由于乳腺癌治疗的需要，医生清除了腋窝淋巴结或进行了前哨淋巴结活检，这些"安检站"被拆除破坏后，淋巴就被堵在了手术侧的胳膊上，导致了淋巴水肿的发生。主要表现为患侧胳膊的肿胀增粗、麻木、沉重感、疼痛以及活动受限，皮肤变得干燥、弹性消失、难以捏起，可伴发反复的感染，严重影响患者的身心健康和生活质量。淋巴水肿一旦发生，很难治愈，因此，重在预防。

　　首先是手术方式的选择和围术期的管理，在符合适应证时，我们推荐首选前哨淋巴结活检术，以避免腋窝清扫并减少淋巴水肿发生的概率。容易理解，在进行前哨淋巴结活检时，医生仅切取腋窝淋巴结中的几枚进行病理检查，这显然要比清扫全部的腋窝淋巴结对淋巴通路的破坏小。

其次，最需要我们自己身体力行的就是控制体重和循序渐进地进行患肢功能锻炼，结合相关指南和临床经验，建议拔除引流管之后，再开始肩关节的锻炼。其中最常用且简单易行的锻炼方法就是"爬墙运动"，面向墙壁站立，双手手指弯曲沿墙壁渐向上方移动，直到手臂完全伸展为止。术后半年内坚持锻炼，以巩固疗效。

同时，鼓励使用患侧的胳膊进行日常活动，选择一项适合自己并能长期坚持的有氧运动，如快走、游泳、打太极拳、普拉提等，但要结合自身情况量力而行，避免剧烈活动和过度疲劳。还要避免皮肤破损、蚊虫叮咬等；避免提取、推拉重物和长时间的放置胳膊于低位；避免洗热水澡或泡温泉；如需抽血、输液、测血压等，也要尽量地避免在患侧的胳膊上进行。

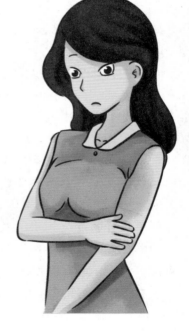

如果你还是不幸地出现了淋巴水肿，请不要害怕，有很多方法来治疗以减轻水肿。轻度水肿首选保守治疗，包括综合消肿疗法、药物治疗和手术等，其中综合消肿疗法是国际公认的治疗淋巴水肿有效方法之一，它包括人工淋巴引流、压力绷带治疗和皮肤护理等一系列举措。这些保守治疗的周期通常较长，需要很好的配合，且必须在专业的乳腺康复医生或护士的指导下进行。对于保守治疗无效的中重度水肿，可以采取手术治疗。

总之，尽管乳腺癌术后上肢淋巴水肿仍是临床医生面临的一个难题，但它可防可治。作为患者，我们应该树立信心，提高自身对淋巴水肿的认识，做到早期预防、早期发现、早期治疗，在医生的指导下，做到自我管理，进一步提高术后的生活质量。

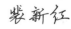

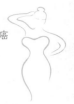

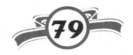

复查与随访

> 乳腺癌治疗完成后，并不是万事大吉了。合理的复查和随访，把复发和转移消灭在萌芽中。

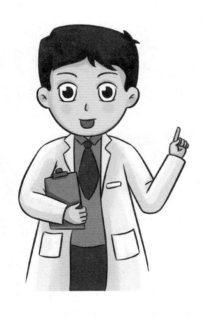

作为一个肿瘤患者，完成最初的综合治疗之后，我们最担心的就是肿瘤的复发、转移，那么，我们究竟应该利用哪些手段来检测肿瘤可能的复发、转移呢？

在全球范围内，有很多肿瘤相关的学会，都有关于乳腺癌随访的建议。比如美国临床肿瘤协会（ASCO）、美国国立癌症联合网（NCCN）、欧洲肿瘤协会、中国抗癌协会乳腺癌专业委员会（CBCS）等学会指南都推荐了各种检查项目的复查间隔。

各种推荐大同小异，比较有一致倾向的是，病史和查体更为频繁，非放射性的检查较为频繁，而CT、骨扫描等含有放射性的检查不用经常做。找医生复查的频率一般推荐术后前3年每3~6月1次，4~5年每6~12月1次，此后每年1次。由于病情的差别和长期服用内分泌治疗药物的不同，不同的患者会被推荐做不同的检查。比如服用来曲唑的患者，会被要求检查骨密度。而服用他莫西芬的患者，要经常检查子宫彩超。

实际上，在我们的临床实践中经常存在着过度检查的问题，一方面在于医生对复查的认识问题，另一方面原因在于我们患者出于对复发、转移的恐惧而希望多做检查。

为什么我们不需要做大量的检查？我们随访、复查的目的是在出现临床症状之前，早期发现肿瘤的复发和转移。发现复发、转移，及时干预治疗，争取更长的生存期，更高的生活质量。我们能达到目的吗？我们来看看相关的临床研究结果。

美国一项纳入了 1320 例 Ⅰ - Ⅲ 期单侧原发性乳腺癌患者的临床试验，随机分为强化监测组和临床监测组。临床检测组患者前 2 年每 3 个月做 1 次体检，后 3 年每 6 个月体检 1 次，每年 1 次乳腺 X 射线摄片（钼靶）。强化监测组要加做一些项目：比如胸部 X 射线片每 6 个月 1 次，连续 5 年；每年 1 次骨扫描，连续 5 年；肝脏超声检查每年 1 次，连续 5 年。结果：在随访了 5 年之后，两组之间总体健康和生活质量没有差异。两组之间总生存质量和总生存时间没有差异。

骨扫描是很多患者比较担心的检查，因为不但对自己有辐射，做完检查后的 2 天内对周围人也有辐射。一项回顾性研究，对 2 697 例淋巴结阳性的患者进行了一项前瞻性临床试验，评估常规骨扫描检查的作用。常规 6 个月 1 次骨扫描，连续 3 年，以后每年 1 次。结果显示这些患者共进行了 7 984 次骨扫描，仅 82 例确诊骨转移，因此，无症状情况下，骨扫描检查的骨转移诊断率仅为 0.6%。所以，骨扫描检查并不是每年都需要检查的。

乳腺癌常用的肿瘤标记物有癌胚抗原 (CEA)、癌抗原 CA15-3、血清 C-erb-B2 蛋白等。一些研究已经证明异常肿瘤标记物在转移癌被证实之前可预测肿瘤复发。平均提前的这段时间为 3~5 个月。

另外，一侧患乳腺癌之后，对侧乳房患癌的危险比正常人群高出 3~5 倍。所以定期检查项目中，对侧的乳房是比较重点的部位。保乳术后同侧乳腺肿瘤复发和乳房切除术后胸壁复发也是需要注意的。

总结前面所述的情况，在我们完成了乳腺癌最初的综合治疗之后，合理的随访、复查是重要而且必要的，但是避免不必要的过度检查也是我们应当重视的问题。和你的医生详细沟通，根据自己的病情分期、肿瘤分型、治疗方案等因素共同制定符合自己的科学的个体化复查计划。

李建国

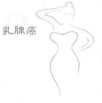

80

义乳与假发，你可以了解一下

化疗掉的头发还会长吗？会，白发可能换黑发，直发可能换卷发。奇妙吧。新生的头发怎么护理呢？也有窍门哦！

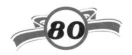

爱美是女人的天性，乳房和秀发正是展现女性魅力非常重要的两个部分。可想而知，手术后的乳房缺失和化疗引起的脱发对广大女性的打击是非常有杀伤力的。义乳和假发对于缓冲这种心理创伤是很有帮助的。

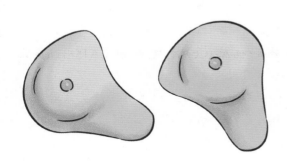

义乳主要材质为医用硅胶，起到维持身体平衡、弥补术后身体缺陷、保持女性形体美观等作用。一只好的义乳将会贴身伴随乳腺癌患者，成为身体的一部分。大部分乳腺癌患者在使用了手术义乳后，心情会变得开朗起来，这非常有助于她们与疾病作战并长久地存活下去。

怎样选择一款适合自己的义乳呢？不仅要选择质量可靠的义乳品牌，还要选择合适的型号。根据患者手术部位和身材的不同，义乳又分为许多型号。选择时首先确定是哪侧乳房切除，左侧还是右侧，根据手术的切除创面来选择不同规格的义乳（腋下与锁骨部位是否有清扫切除）。根据健侧乳房大小选择确定适合自己的尺寸。然后，要亲自试用一下。患者在伤口愈合后即可佩戴有一定重量的义乳。试戴时，患者最好穿着紧身上衣，以便观察穿戴后的

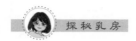

效果。

关于化疗引起的脱发，其主要原因是化疗药物使毛发根部细胞分裂受到抑制，细胞不能更新发生萎缩引起脱发。多数化疗药物均能引起不同程度的脱发，而脱发的程度除与用药的种类有关外，还与用药的剂量、联合用药、治疗周期的重复频率等因素有关。

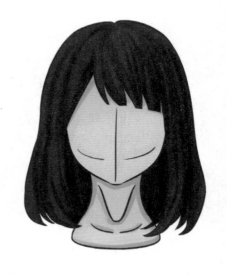

化疗后脱发反应是可逆的，但再生头发的颜色和质地会发生改变。严重的脱发可使患者的心理负担过重，甚至拒绝进一步治疗，所以对化疗后脱发的干预护理是肿瘤治疗过程中亟待解决的问题之一。

化疗期间可以佩戴冰帽，以使局部皮肤降温，减少头皮血流量，防止药物循环到毛囊，减轻化疗药对毛囊的损伤。另外日常护理时，避免使用太热的电吹风、卷发器、发胶、染发及过度梳头等，尤其是烫染头发很不利于头发的生长。

如果脱发比较严重，建议剃光头发，佩戴假发。可以多买几套，经常更换假发也能改善心情哦！肿瘤患者作为一个社会人同样也有社交需要，但脱发造成的形象改变使其往往难以接受，因此就需要采用相应的辅助手段来帮助其恢复社交活动。而戴假发这一方法在诸多辅助手段中可以说是最直接最方便的。

总之，通过合理选择并佩戴义乳或者假发，可以帮助乳房缺失或者化疗脱发的乳腺癌患者重新在外表上找回自信，以便及早恢复正常的生活。

杜阁

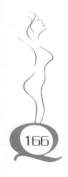

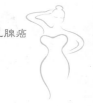

81

疼痛，要不要忍一忍？

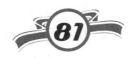

肿瘤患者不要做"苦行僧"，无痛化治疗不能仅仅是口号。

　　疼痛是一种复杂的主观感受，并且机制是多种多样的。近年来，越来越多的学者认为，癌症引发的疼痛是肿瘤细胞与宿主免疫、周围神经系统与中枢神经系统之间的交叉效应所致的结果。癌痛管理对癌痛患者而言，扮演着不可或缺的角色。

　　绝大部分专业健康组织公认：获得充分镇痛是患者应享有的权利。有研究发现，在姑息治疗的癌症患者中，有82%的患者遭受癌痛。还有研究显示，全球有60%～90%的晚期癌症患者在经历中、重度的疼痛。

　　对于癌痛患者而言，无痛是梦寐以求的。有研究显示，相较于接受单一常规肿瘤治疗的患者，同时接受疼痛干预治疗患者的生活质量和精神面貌都得到了明显的改善。美国一项研究证实了肿瘤治疗结合疼痛控制能够使患者获得更好的生活质量和更长的生存期。

　　所以，肿瘤患者不要做"苦行僧"，药物并

不是副作用越大就治疗效果越好。1984年世界卫生组织发布"三阶梯止痛原则"以指导癌痛患者用药，并在全世界范围内推广应用至今。专家建议，在发生疼痛时一定要求助于医生，不要一忍再忍。在癌症患者的疼痛治疗中，比较常用的是非甾体抗炎止痛药物，比如布洛芬缓释胶囊。如果是常用药物无法控制的疼痛，就要找医生开更高级别的药物了，比如阿片类药物。

还有一些非药物的方法可以治疗疼痛，比如神经调节法，是一种治疗神经性癌痛的新兴技术。神经调节可分为电调节和化学调节，结合无创技术注入装置，调节疼痛信号以达到镇痛目的。

神经调节的具体手段多种多样，可以通过手术操作将电极放置于背侧硬膜外腔，并将连接电极的脉冲发生器植入臀部区域的皮下。就像在自己身上装上了一个遥控器，痛的时候，就自己操作止痛了。

总而言之，癌痛管理是控制疼痛、提高患者生活质量的不可或缺的治疗手段。癌细胞间复杂的相互作用和宿主的神经免疫系统是疼痛反应的基础，它能够作为药物治疗新靶点的理论依据，也为非药物治疗技术的进展提供支持。

在未来的几十年，全球癌症负担将逐年加重，且在实际临床工作中，癌痛管理往往由于抗癌治疗的迫切性而被忽略。很多患者觉得癌症就是痛，很多治疗的副作用也是痛。痛的话就只能忍着，要不然吃止痛药会影响疗效。这些误区需要科普工作者共同努力，消除患者的顾虑，实现癌症的无痛化治疗，提高患者的生活质量。

杜闯

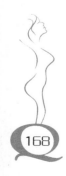

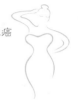

82

拯救白细胞

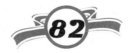

> 化疗期间，医生叮嘱最多的一件事，不是头发掉了买假发，而是白细胞低了去打针。

化疗药物有细胞毒作用，不仅杀伤快速增长的肿瘤细胞，而且对快速增长的白细胞也有很强的杀伤力，所以白细胞减少是化疗最常见的副作用，几乎每个患者都会因骨髓抑制而出现白细胞下降。一般规律是化疗后第3~5天白细胞开始下降，第7天左右出现血常规的改变，10~14天到最低，之后渐渐回升，并在化疗后3周左右时间逐渐恢复正常。

不同的化疗方案，白细胞降低的程度和周期都不同，阿霉素、表阿霉素引起的白细胞降低从化疗后第7天比较明显，第14天是最低，此后白细胞逐步上升。而紫杉醇、多西他赛类药物引起的白细胞降低是很明显的。白细胞数从化疗后第4天就开始降低，第10天降到最低，过了10天则白细胞就会开始上升。这期间如果不做处理，很多患者的白细胞会降低并出现发热。

白细胞减少都有哪些症状呢？白细胞轻度减少时无明显不适，当出现以下症状或体征时，提示骨髓抑制的程度较严重。①发热：超过38℃是中性粒细胞减少症可靠并且可能是唯一的表现。②消化道症状：消化道黏膜炎、腹痛、腹泻等。③呼吸道症状：咳嗽、咳痰、胸痛、呼吸困难等。④泌尿道症状：尿频、尿急、尿痛、血尿等。⑤中枢神经系统症状：意识改变、头痛等。⑥各种管道的感染症状：穿刺局部发红、疼痛、硬结、水肿、渗液等。⑦阴道分泌物异常。⑧中性粒细胞减少症还可能造成全身血行播散性感染，严重者可威胁生命。

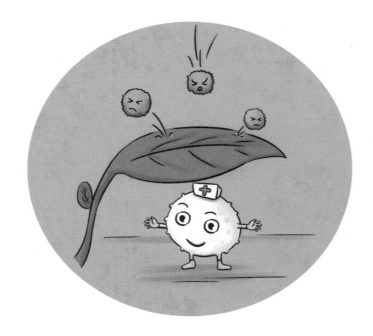

　　如何做好白细胞减少的处理与预防呢？

　　（1）重在预防：根据化疗药物的种类，预防性使用升白细胞药物。尤其是第一次化疗后出现白细胞降低的患者，后续的化疗时要提前做好预防。近年来长效升白针的预防使用，使得患者更加的安全了，对于既往出现过明显白细胞缺乏的，建议使用长效生白针进行预防。

　　（2）对于已经出现中性粒细胞减少的患者，应及时给予治疗性措施。如果化疗出院回家后出现了发热，一定及时联系自己的医生，就近复查白细胞。如果发现白细胞降低，要及时处理。可以给予粒细胞集落刺激因子注射，如果白细胞缺乏严重，建议预防性使用抗菌药物治疗。还要戴好口罩，预防感染。

　　总之，白细胞减少在化疗期间非常常见，其减少程度、持续时间与患者感染甚至死亡风险直接相关，因白细胞减少而被迫降低化疗药物的用量，也有可能降低肿瘤治疗效果。化疗期间，准确评估、预防及治疗白细胞减少症对肿瘤患者预后极其关键。

　　　　　　　　　　　　　　　　　　　　　　　　杜闯

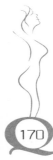

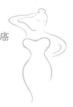

乏力

> 你不是懒，而是癌症疲劳，化放疗期间的乏力，严重影响生活质量。

癌症患者通常感觉自己疲劳、虚弱、肢体无力、行动缓慢，并且伴随着疲乏通常还会出现嗜睡或失眠、注意力不集中、记忆力减退、焦虑悲伤、易怒等症状。美国国立癌症联合网将这些症状定义为癌因性疲乏，又叫癌症相关性疲乏。这是一种与癌症或癌症治疗相关的疲惫感，一种与人体活动量不成比例的持续性的主观体验，常伴有功能障碍。

癌因性疲乏是多因素综合作用的结果，肿瘤细胞在人体内快速增殖、浸润周围组织或者转移至全身各处，能量代谢比正常组织明显增加，并且肿瘤

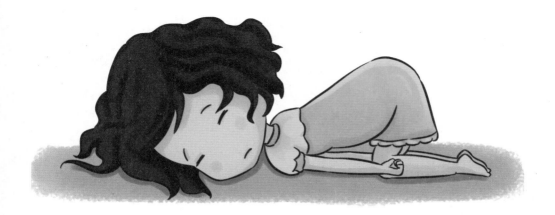

组织会与正常细胞争取营养，造成了额外的能量消耗，碳水化合物、蛋白质过度消耗是癌因性疲乏形成的重要原因。

放化疗等综合治疗措施会导致白细胞、红细胞下降，引起免疫功能降低。很多患者会出现恶心、呕吐、纳差等消化功能紊乱症状，进食减少，也会引起疲乏、虚弱等症状。

癌症患者频繁往返于家庭和医院之间，治疗期间医院床位与家庭卧室环境的巨大差别，治疗造成的躯体不适，导致睡眠节律紊乱等，都对睡眠质量影响很大。焦虑更是加重了睡眠障碍。睡眠障碍使得躯体和大脑不能得到充分休息，体力和精力不能迅速恢复，继而出现乏力等症状。

癌因性疲乏严重影响患者的生活质量，使得患者无法回归正常的工作和生活。可以采用采取以下措施来改善症状。

(1)运动是增强体质最积极、最有效的方式。运动能够有助于睡眠，消除紧张、焦虑情绪。建议乳腺癌患者每周进行2～5小时中等强度的体育锻炼，以有氧运动为宜。可以尝试普拉提、太极拳等较为缓和的运动方式。

(2)充足高效的睡眠可以使身体的各个部分机能得以充分休息。睡醒后心情愉悦，思维清晰，神清气爽，肢体轻快。建议患者尽量保证规律睡眠，每天在同一时间入睡，睡前尽量保持安静，可听一些柔和的音乐，温水泡脚。如果睡眠障碍严重，可以服用一些安神的药物帮助睡眠。

(3)保证充足的碳水化合物、高蛋白饮食，多吃蔬菜、水果，有助于提供机体足够的热量来应对肿瘤消耗，提高免疫力来对抗肿瘤进展。当日常进食不能满足机体需要，体重持续下降，甚至恶病质出现时，需要进行专门的营养支持，可以到医院营养科寻求专业帮助。

对于比较难治的情绪障碍和乏力，建议求助于心理科医生。一些行为疗法、减压疗法、支持疗法等，可以对患者的症状有较好的帮助。

董玲玲

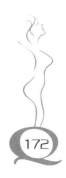

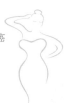

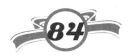

亲人被诊断乳腺癌，家属怎么做？

抱头痛哭并不能解决问题，如何配合医生，如何安抚和鼓励患者？

当家人被诊断为乳腺癌时，这对于整个家庭无疑如晴天霹雳。但此时，家属不能和患者一样伤心难过，因为生活还要继续，如何去面对并接受这一事实，学习做亲人的精神支柱，增强患者的信心，是患者与家属应该认真思考的问题。今天，就让我们从家属的角度，来谈谈这个话题。

(1) 请先确保家属自己的身心健康。只有家属拥有健康的身体和良好的心态，才能给患者提供好的照顾。作为患者的精神支柱和重要依靠，家属如果自己先崩溃了，那患者也不能建立抗击病魔的信心和继续治疗的勇气。不仅如此，如果家属先垮了，患者会觉得是因为自己的原因而拖累家人，会给他们带来更重的负罪感，从而可能会延误治疗，加重病情的发展。

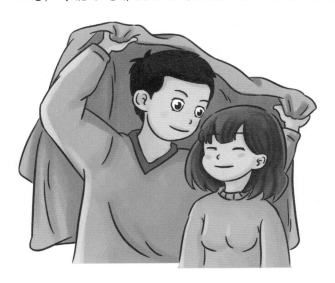

(2) 家属应尽量学习关于乳腺癌的知识，

比如，多阅读一些乳腺癌的科普书籍，对于乳腺癌的发生机制，分子分型，基本的治疗方案及治疗带来的副作用等，应有一个大体初步的基本认知。当对这些知识有了一个基本的了解，家属就不会因为患者疾病的变化而感到惶恐无助，相反地还可以和患者解释病情，减轻她对疾病的恐惧。同时，家属也可以更好地跟随病情的变化，配合医生，寻找合理的治疗方案。早期乳腺癌经过规范的辅助治疗，治愈率较高，预后也较好。而晚期的乳腺癌，如果治疗规范，也可以一定程度的延长总生存期，并不是晚期的乳腺癌就是无药可救。晚期乳腺癌，对于不同的分子亚型，有内分泌治疗、靶向治疗和化疗等多种治疗手段。

（3）照顾好患者的情绪。患者在知道自己患乳腺癌后，情绪会经历惊讶、否认、愤怒、绝望和接受的过程。家属即使再难过，也很难体会到患者所经历的情绪波动、心态的变化和对于生命的渴望和追求。家属只有理解这个情绪变化，才能给患者更有效的支持。同时，家属应该给予患者更多的关爱和照顾。家人体贴关心的话语和无微不至的照顾，可以增强患者抗癌的信心和勇气。

（4）积极为患者寻求各种方面的帮助。例如，可以联系相关的乳腺癌互助团体，不仅可以减轻自己的负担，还可以让患者得到更多方面的帮助。让患者认识到自己并不是孤立的个体，而是有很多人和自己处于相同的境地，自己并非孤立无援，而是可以和其他人一起并肩作战，攻克病魔。

（5）必要的情况下，考虑求助于专业的精神科医生和心理咨询师。有些患者的情绪反应极端而且持续时间长，在这种情况下，家属自己不能处理患者的情绪问题，专业人士帮助就尤为必要了。

以上这些，都是普遍的建议。但是具体到个人，情况又不一样，所以请大家根据自己和家人的情况调整。相信患者和家属如果能团结一心，以积极的心态去面对癌症，抵抗病魔，一定能拥抱更好的未来。

王碧荟

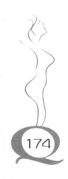

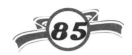

中药治疗肿瘤，到底行不行？

> 陈晓旭的故事，屡次提及。中药不是迷信，但是不能完全迷信中药。

一些明星因为种种原因，罹患乳腺癌后，不愿意接受规范治疗，而寻求替代疗法，比如只靠中药治疗，最后结果不尽人意。最著名的例子就是饰演"林黛玉"的陈晓旭。她在确诊乳腺癌后，不愿意接受手术治疗，依靠中药甚至到后期直接遁入空门，结果没过多久就去世了。诚然，标准疗法并不完美，不能治愈所有的患者，甚至副作用很大，但是，这并不代表任何替代治疗更好。

事实上，如果患者彻底放弃规范治疗，而选择各种各样的替代治疗，整体生存期是明显缩短的。有些非现代医学的方法，包括按摩、针灸、中药等，或许可以帮助患者缓解不适，包括某些化疗副作用，但它们更多是在调整患者状态，不能指望单独靠它们就能治好癌症。

癌症的治疗越来越强调精准，每个人都需要根据癌症的分型和分期制定个体化规范治疗方案，大家可以在这个规范治疗基础上，配合一些自己选择的治疗方式，但千万不要抛弃规范治疗轻信身边或网络上的谣言。

那么，如何看待中药呢？如果要尝试，有什么注意事项？怎样尽量保证最佳治疗效果？首先有一点要明确，就是不能放弃规范治疗。如果指望单靠偏方能治愈癌症，成功的概率是极低的。尤其是对规范治疗效果很好的早期癌症。

有些中药可以帮助降低化疗或放疗的副作用，增强免疫系统、改善便秘、降低疼痛感觉等，请咨询自己的主管医生，或者找到正规医院的中医科医生，根据自己身体的具体情况辨证论治。不要自己在网上搜一些方剂，自己取药。在使用一个中药方长期服用时，要根据自己的治疗阶段和身体状态，及时找医生调整药方，以适应病情的变化。

　　另外，一些中草药本身有毒性，长期服用会造成伤害，一定不要自己随便买中药去吃。比如被证明有一定概率能导致肝衰竭的何首乌、能导致肾衰竭的广防己等。中药还有"十八反十九畏"的说法，就是有些药物之间可能有相互的作用，在一起服用会导致疗效的降低甚至毒性的增加。所以，找到靠谱的中医医生非常重要，不能听信偏方。

杨云卿

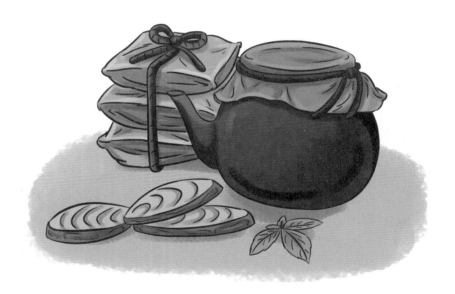

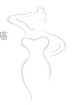

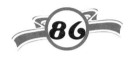

中心静脉通路，生命通道

化疗药物不像抗生素，是不建议从外周静脉注射的。CVC、PICC、PORT，医生或护士会给化疗患者推荐中心静脉通路。

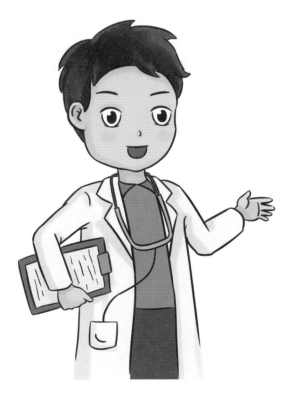

化疗是利用化学药物阻止癌细胞的增殖、浸润、转移，直至最终杀灭癌细胞的一种治疗方式，由于化疗的多疗程性及化疗药物的强刺激性，在使用外周静脉输注化疗药物过程中可能会导致静脉炎，严重者出现局部组织溃烂，导致化疗无法顺利进行。因此，化疗药物不像抗生素，是不建议从外周静脉通道注射的。

中心静脉通道相对于外周静脉给药更安全。首先，因其血管粗、血流量大，化疗药物对血管壁刺激小，在输入化疗药物时对血管的损伤更小，可防止静脉炎的发生。其次，从中心静脉通道给药进行化疗，可有效减少药物

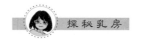

的渗漏风险，可避免局部组织溃烂坏死。

随着输液工具的快速发展，静脉穿刺的血管通路已经由最初的浅表静脉通路发展为多种形式的中心静脉通路（包括 CVC、PICC、PORT 等），为患者的救治提供了多条珍贵的"生命通道"。医护人员可根据患者情况推荐适合的中心静脉通路来维持输液治疗的需要。

（1）中心静脉导管（central venous catheter，CVC）　指经皮肤直接从颈内静脉、锁骨下静脉或股静脉等进行穿刺，沿血管走向直至上腔静脉或下腔静脉的导管。CVC 可适用于任何性质的药物输注、血流动力学监测。但留置时间相对较短，美国输液护士协会建议 CVC 导管的保留时间为 48 小时至 4 周。

（2）经外周静脉置入中心静脉导管（peripherally inserted central catheter，PICC）　指经外周肘部的正中静脉、贵要静脉、头静脉等穿刺置入中心静脉导管，导管尖端位于上腔静脉。20 世纪 80 年代末，PICC 被欧美国家广泛用于各种疾病的患者，成为静脉安全输液的伟大变革。PICC 为危重、抢救、长期需要输液、肿瘤化疗患者等提供了一条便捷、安全、无痛性静脉通路，PICC 一般需要每周维护 1 次，可为患者提供中、长期的静脉输液治疗通路。

（3）完全植入式输液港（totally implantableaccess port，TIAP）　简称 PORT 或输液港。它是一种可完全植入人体内的闭合静脉输液装置，主要由注射座和静脉导管两部分组成，导管的头端放置在上腔静脉内，导管的尾端与注射座连接。与其他中心静脉通道相比，它留置时间长，维护更简便，导管感染及意外拔管等并发症低，因其植于体内，外形美观舒适，不影响沐浴、游泳等活动，极大地提高患者生活质量，具有不可替代的优越性。

乳腺癌患者根据病情不同一般需要完成 6～8 个疗程的辅助化疗，疗程多，时间长。还有很大一部分患者在手术时需要进行患侧腋窝淋巴结清扫，导致患侧上肢静脉、淋巴回流受到一定影响，不能进行穿刺输液。

此外，部分异时性双侧乳腺癌患者及术后因局部复发或远处转移的患者会再次面临多疗程的化疗。因此，乳腺癌患者如何顺利完成多疗程的化疗还是一个比较棘手的问题。在化疗开始前，患者可以和自己的主管医生和护士沟通，选择最合适的静脉通路，以保证化疗的顺利进行。

房红元　罗凤

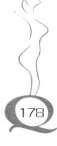

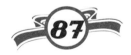

临床试验，要不要参加？

随着越来越多的新药上市，国内患者可以接触到的临床试验越来越多。乳腺癌专家鼓励患者参与适合自己的临床试验。

临床试验是指在人体进行药物的系统性研究，以证实或揭示试验药物的作用、副作用的一种方法，目的是确定试验药物的疗效与安全性。随着医学的飞速发展，越来越多的抗肿瘤药物不断被研发，国内患者可接触到的临床试验越来越多。

但是很多患者往往谈"临床试验"而色变，认为自己被当作"小白鼠"做试验。事实上并非如此，目前，国内患者所接受的临床试验大部分为Ⅲ期临床试验，所使用的药物安全性与有效性已通过Ⅰ、Ⅱ期临床试验验证，是比较安全的。

同时，所有的临床试验均须经过伦理委员会的严格审查，伦理委员会是由医学专业人员、法律专家及非医务人员组成的独立组织，其职责为核查临床试验方案及附件是否合乎道德，并为之提供公众保证，确保受试者的安全、健康和权益受到保护。

所有的患者都有知情同意权，临床研究者会告知患者参加临床试验的获益和可能面对的风险，患者有权在任何时间，无须任何理由退出临床研究。因此，所有的临床试验都是在确保科学性和安全性的基础上开展的，力求使患者得到最大程度的获益并尽可能地减少风险。

那么，患者参加临床试验会有什么好处呢？

首先，患者可以获得最新的药物和最新的治疗方法，每年有众多的新药在国外上市，但是国内无法获得，而参加临床试验可以第一时间获得这些药物。这对于晚期的乳腺癌患者尤为重要，大多数的晚期乳腺癌患者会对现有的药物耐药，通过现有的治疗手段往往难以控制病情，此时，临床试验的新药就是最后一根"救命稻草"。

2015年8月，美国前总统吉米·卡特召开新闻发布会，宣布自己确诊罹患晚期恶性黑色素瘤，医生在他的肝脏上发现癌细胞，进一步检查发现肿瘤已转移至脑部。他当时乐观地宣称："我做好了一切准备，并期待一次新的冒险。"随后卡特参加了临床试验，接受了新型免疫治疗药物PD-1单抗的治疗。经过一段时间治疗，2015年12月6日，卡特再次发表声明称脑部转移灶消失，并且未发现其他的癌细胞。

其次，参加临床试验可以大大减少治疗费用。目前，乳腺癌治疗的众多药物价格昂贵，尤其是晚期乳腺癌患者，动辄可能花费数十万，而很多临床试验会为患者承担部分甚至全部治疗费用，这将使大部分患者都能获得更多的治疗机会。

最后，患者会获得更好的治疗和关注。临床试验的机构往往来自于全国各大知名三甲医院，参与临床试验的医生往往来自于乳腺癌领域的专家，他们将会给患者制定治疗方案，并密切监测患者的身体变化。

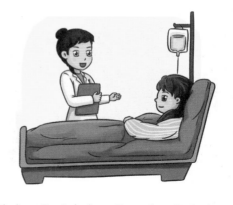

临床试验往往会设置试验组和对照组，而对照组往往无法获得新药，只能接受传统药物治疗或安慰剂（无治疗效果的药剂）。也就是说，参加临床试验可能只有50%的概率能够接受新药治疗。而且新药有可能对患者无效，并可能产生不可预期的副作用。

因此，临床试验是把双刃剑，它在为患者带来获益的同时，必然会带来一定的风险，但临床试验是在科学性和安全性的基础上开展的，无数的临床医生和科研工作者耗费数年甚至数十年的时间就是为了在保证患者安全的基础上让患者获益。临床试验是连接医生与患者的桥梁，让我们共同抵抗病魔，所以，当临床医生鼓励你参加临床试验时，请相信他，这是最佳的选择。

张聚良

价值不菲的抗癌新药，
是锦上添花还是雪中送炭？

　　在我们了解抗癌新药是锦上添花还是雪中送炭之前，先跟大家科普一下什么是抗癌药，以及抗癌药是怎么对抗癌症的。

　　抗癌药顾名思义是指抵抗癌症的药品。目前全球各国已批准上市的抗癌药物有 130～150 种，用这些药物配制成的各种抗癌药物制剂有 1 300～1 500 种。在癌症的治疗中，药物治疗是一个很重要的环节，有效的抗癌药物的使用，可以帮助患者获得更长的生存时间，拥有活下来的希望，目前最为常见的抗癌药物有化疗药物、中药、生物制药、靶向药物等。

　　那么抗癌药是怎么对抗癌症的？举个小例子。我们把正常的细胞比作家养的宠物犬，那癌细胞就是一群发疯的野狗，在体内它们会不停地没有限制没有规律地破坏周围的环境（癌细胞引起局部组织损伤），攻击我们的宠物犬（癌细胞破坏正常细胞），使它们发疯（癌细胞越长越大并影响正常细胞），会把周围的事物吃光（产生局部坏死），同时它们也会跑到远处进行破坏（癌细胞的转移），最后因为这群发疯的野狗造成整个地区都变得危险可怕（癌细胞造成全身症状导致死亡）。

　　那么抗癌药相当于什么呢？打死野狗的棍子（抑制癌细胞分化类抗癌药）；把野狗都饿死（抑制癌细胞生长类抗癌药）；给野狗做陷阱（诱导癌细胞凋亡类抗癌药）；不让野狗继续繁殖（干扰 DNA 和 RNA 的合成类抗癌药，抑制癌细胞再生）。看到这里，相信大家已经对什么是抗癌药，以及它们怎么对抗癌症有了一些了解。某位哲学家说过，世界上万物都有正反两面性。抗癌药也是一样，这些用来治愈肿瘤患者的救命稻草——打死野狗的棍子，有可能也打死正常的宠物犬（促进正常细胞的凋亡）；把野狗都饿死同时也会饿死正常的宠物犬（抑制正常细胞生长），同样地也会诱导正常细胞凋亡，抑制正常细胞再生。所以抗癌药的毒副作用也就不足为奇了，副反应又分为局部反应（如局部组织坏死、栓塞性静脉炎等）和全身性反应（包括消化道、造血系统、免疫系统、皮肤和黏膜反应、神经系统、肝功能损害、心脏反应、肺毒性反应、肾功能障碍及其他反应等）。

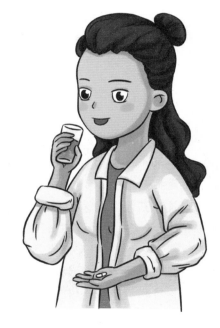

随着科技的进步，抗癌新药陆续问世，作用机制还是以野狗为例，有专门针对野狗特殊气味和形态（靶向治疗类抗癌药）；提高周围环境抵御野狗侵犯能力的（免疫制剂类抗癌药）；增加宠物犬反击能力的（CAR-T/TCR-T 类治疗）。同样的双刃剑法则，这些新型抗癌药伴随的首先是昂贵的价格，以及缺乏远期副作用的临床观察。那我们回到这一节的问题，是锦上添花还是雪中送炭？笔者认为，科学的进步及医学事业的发展，促使抗癌药的革新使得肿瘤治疗进入到了一个新的阶段，琳琅满目的新型抗癌药物选择使得对于肿瘤的治疗已经相对简单化。起效快，作用强，毒副作用小，患者痛苦少，肿瘤复发率及转移率降低，肿瘤患者生存率提高，这是抗癌新药带给我们有目共睹的振奋人心的结果。可同时高昂的医疗费用，不确定的远期影响又使得医生及患者在选择时畏首畏尾，因此抗癌新药是锦上添花还是雪中送炭，这个类似于哲学的问题也只能仁者见仁，智者见智。但伴随着医药与生物研究的发展，以及国家的相关政策的完善及实施，最终获益的一定是在抗癌道路上坚强战斗的勇士们。

张哲

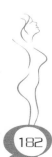

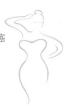

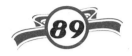

免疫治疗，离我们还有多远？

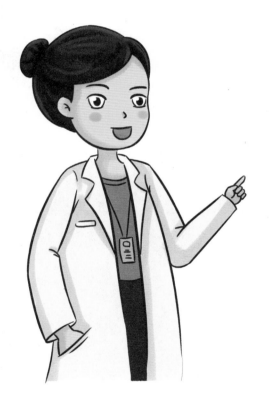

对于很多人来说第一次听说或者关注免疫治疗这一疗法源于轰动全国的"魏则西事件"，甚至有人把魏则西的逝世归咎于免疫治疗。从此，免疫治疗被推向了风口浪尖，有相当多的人提起免疫治疗就会持以怀疑的态度，甚至把免疫治疗归为医疗乱象。那么免疫治疗究竟是什么，真的就是医疗乱象吗？

肿瘤免疫治疗的原理是利用机体自身武器——免疫系统攻击癌细胞。癌细胞之所以能在体内无限生长是因为癌细胞逃出了人体免疫检测即免疫逃逸，从而使机体免疫系统无法识别癌细胞并消灭。如何让免疫系统重新识别癌细胞并将其消灭即是生物免疫治疗研究的重点。肿瘤免疫治疗是通过重新启动并维持肿瘤－免疫循环，恢复机体正常的抗肿瘤免疫反应，从而控制与清除肿瘤的一种治疗方法。包括单克隆抗体类免疫检查点抑制剂、治

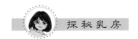

疗性抗体、癌症疫苗、细胞治疗和小分子抑制剂等。

我们经常说的分子靶向治疗，其实也是免疫治疗的一部分。乳腺癌免疫治疗的首个药物即曲妥珠单抗，它是重组人源单克隆抗体，通过自然杀伤细胞的抗体依赖细胞毒性作用来识别和杀死肿瘤细胞。另外还可结合并阻断HER-2途径，从而抑制肿瘤的生长和增殖。

2012年新的靶向药物帕妥珠单抗上市，为曲妥珠耐药的患者提供了更多的选择。2018年我国自主研发的吡咯替尼上市，它是小分子抑制剂，作用靶点更多。抗HER-2治疗，已经成为HER-2阳性乳腺癌的标准治疗方案。

以上是基于人表皮生长因子受体相关的靶向治疗，而另外一种基于免疫抑制检查点的药物PD-1/PD-L1的问世给三阴性乳腺癌的治疗提供了新的研究方向。2016年有一项究结果显示PD-1用于PD-L1阳性的晚期三阴性乳腺癌患者，其总缓解率达到18.5%。

另外，一些医院的生物细胞治疗中心还可以根据患者的情况，制定个体化的免疫治疗方法，对一些晚期肿瘤，可能也会有一些疗效。

免疫治疗的神秘面纱正在被科学家们慢慢揭开，相信后续会有更多有效的免疫相关治疗应用于临床，给肿瘤患者带来更多的福音。在选择治疗药物时，要和自己的主管医生详细沟通，如果真的有适合自己的新药，根据自己的经济条件按医生的建议去选择。

王燕燕

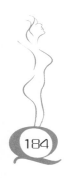

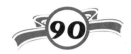

骨质疏松、潮热、月经紊乱、内膜增厚……

5～10年的内分泌治疗，会遇到各种小烦恼。如何应对呢？

乳腺癌内分泌治疗相对于化疗安全性高、副作用小，但由于其治疗周期较长，其副作用仍不能忽视。内分泌治疗是通过降低体内雌激素水平或抑制雌激素的作用从而达到抑制肿瘤生长的目的。由于雌激素作用受到抑制，机体相当于提前进入了围绝经期，或者围绝经期的症状加重，比如骨质疏松、潮热、月经紊乱等。那么遇到这样的情况，是否就要放弃内分泌治疗呢？该如何应对这些副作用呢？

（1）骨质疏松　雌激素水平的降低或功能抑制会破坏机体骨吸收与骨形成动态平衡，从而引起骨小梁结构疏松、骨流失加速，导致骨质疏松、骨折的发生概率增加。因此，基础预防工作很重要。

乳腺癌内分泌治疗的患者须定期进行包括骨密度（BMD）的临床评估，以明确是否有骨质疏松和骨折的风险。对于低风险的患者，补充钙剂联合维生素D即可。对于中危及高危患者，在补充钙剂、维生素D的同时要进行双磷酸盐治疗。双磷酸可口服或静脉输注。

（2）潮热、月经紊乱、内膜增厚、卵巢囊肿等妇科问题　乳腺癌内分泌治疗患者出现依从性差的主要因素是药物副作用，如潮热、盗汗、月经紊乱等，对于此类副作用主要以调整生活方式为主。如果症状严重可采用药物治疗。

子宫内膜增厚多见于服用他莫昔芬的患者。根据服药时间、增厚程度、增厚的进展分别对待处理，无症状单纯性增厚往往只需要密切随访，而伴有子宫内膜癌高危因素、阴道不规则出血的患者需要更换内分泌治疗药物并进

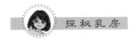

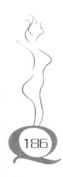

一步行子宫内膜活检。

卵巢囊肿也比较常见。有研究发现部分卵巢囊肿在一定时间或停药后消失。对于直径≥6厘米，尤其是绝经后出现的卵巢囊肿，建议手术治疗。

(3)血脂、心血管、肝功能异常等问题　对于绝经后乳腺癌患者，芳香化酶抑制剂类药物可使雌激素的水平进一步下降，会对雌激素敏感的靶器官造成影响，包括其对血脂的影响。要按时复查血脂等指标，对于血脂异常及冠心病患者，应给予他汀类等降脂药物干预。

饮食治疗和生活方式改善是治疗血脂异常的基础措施。另外，良好的生活方式包括健康饮食、规律运动、远离烟草和保持理想体重。无论是否进行药物调脂治疗，都必须坚持控制饮食和改善生活方式。

王燕燕

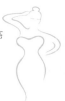

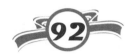

化疗后怎么胖了?

化疗那么受罪,安慰自己说正好顺便减肥。想不到的是,很多人化疗后变胖了。医生还说肥胖增加乳腺癌发病风险。

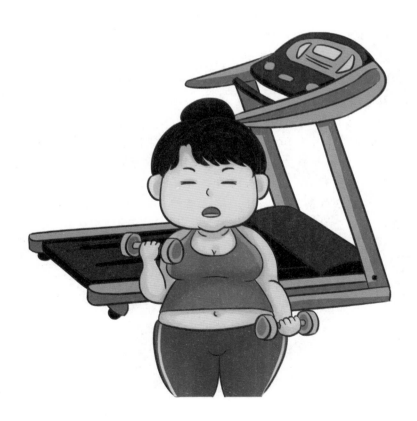

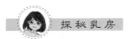
很多乳腺癌

化疗的患者在化疗过程中或

者化疗后发现自己变胖了。既然化疗那

么受罪，恶心、呕吐、食欲差，本应该减肥，

为什么体重不但不减反而增加了呢？

医生说肥胖可增加乳腺癌的发病风险，那么

体重增加了，乳腺癌的复发风险是不是又增加了呢？

肥胖，尤其是向心性肥胖确实可以增加恶性肿瘤的复

发风险。但是化疗期间的肥胖是真的肥胖吗？

化疗期间体重的增加往往是由药物的副作用引起，比

如糖皮质激素、多西他赛等。糖皮质激素可引起糖、脂肪、蛋

白质三大营养物质代谢紊乱，食欲增加，进而导致向心性肥胖。

多西他赛往往可引起水肿，多表现为周围性水肿，尤以下肢水肿为

主，治疗后导致体重的增加。

这些药物的副作用都是可逆的，一般在停药后相关的副作用随

之消失。有少数报道多西他赛可引起心包、胸腔、腹膜腔积液，

全消化道黏膜水肿导致生命危险。其机制尚不明确，目前以预防

和对症处理为主。其副作用应当引起医患共同的高度关注，做到

早发现、早预防、早治疗。

还有一些患者在治疗期间，药物的副作用并没有影响到食

欲。为了提高抵抗力，她们反而进食更多，各种肉汤、面食提

供了丰富的热量。还有人因为担心感染或者社交障碍躲避外

出，大部分时间待在家里，缺乏运动，也确实会导致真正的

发胖。

因此，化疗期间的胖，并不都是真的胖，也可能是

水肿。如果不增加足够的高蛋白饮食，水肿会更加

明显。但脂肪类食物摄入过多的话，并不利于

胃肠道功能的恢复。患病后也要做好自己

的营养管理，科学进食、适量运动，

会更加有利于疾病的康复。

王燕燕

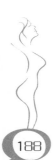

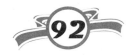

化疗后反应迟钝

癌症化疗相关认知障碍，俗称化疗脑。

很多乳腺癌患者化疗后发现自己记忆力下降、注意力不集中、学习能力下降等，这种现象叫化疗相关认知障碍，又称为化疗脑，是患者在化疗中或化疗后出现的认知下降的现象，主要表现为记忆力减退、注意力不集中、空间感受损、执行能力下降以及推理学习能力受损等。

我们在临床中也会发现，有些患者口服了几年的内分泌药物，每天都吃。当你问她吃的什么药时，却回答不上来。

有研究指出，在接受化疗的乳腺癌患者当中，16%～75% 会在治疗过程中出现中度到重度的认知损伤，其中35%的患者在治疗结束数月到数年的时间内症状持续存在。乳腺癌患者在化疗

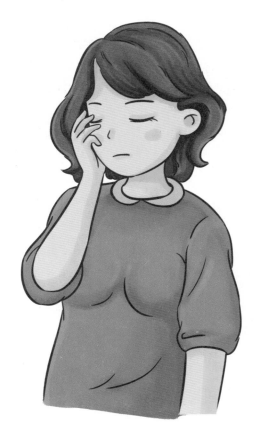

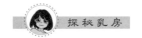

结束后存在平均 2 年的认知障碍，大约化疗后 3.5 年能恢复。

目前化疗相关认知障碍的发病机制仍然不明确，可能的因素包括人口学因素（教育水平、生活环境、种族等）、遗传的作用、药物对脑结构和功能的影响、免疫系统机能下降、疾病本身造成的应激和负面情绪（如疲劳，焦虑，抑郁）等，通过研究发病机制，进而找到治疗办法，不过这条路还很漫长。

每个人化疗后认知障碍的程度也会不一样，人们常用客观和主观的神经心理学评价量表来对化疗相关认知功能损伤进行评估和量化。但是在选择具体哪一种评价量表方面存在着很大的不一致性。这种不一致性给相关的研究结果带来或多或少的误差。这给我们对认知损伤的充分认识带来了阻碍。到目前为止，还没有针对化疗后认知障碍的统一量表。

人们对于化疗脑的认识随着研究的深入逐渐增加，但是，在如何对这一化疗副作用进行预防及治疗方面，仍然缺乏比较有力的研究支持。

在药物治疗方面，目前有实验研究的有莫达非尼、多奈哌齐等。但是迄今为止，并未发现对化疗后认知恢复明确有效的药物。另一种治疗是认知行为治疗，需要求助于心理医生。认知疗法是通过帮助患者改变认知非理性成分，纠正其错误的思维信念，改善负性想法，以消除其不良情绪反应和不适应行为。行为疗法是以行为学习理论为理论基础，帮助患者通过学习获得适应性行为，常用方法包括松弛训练、角色扮演、团体活动、行为阻断等。

综上所述，化疗造成的认知障碍客观存在，严重的情况下，化疗相关认知功能障碍不仅影响患者的生活质量，还会影响患者重返职场工作。目前机制还不明确，评估手段仍不统一，没有有效的治疗办法。但大部分人在化疗结束后症状逐渐减轻，所以出现这种情况不用很焦虑。

张临风

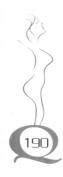

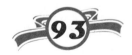

得了乳腺癌，还能活多少年？

一个患者经常想，家属经常问，医生总回避的问题。有没有个算命的软件，可以估算一下呢？

乳腺癌是一种恶性肿瘤，有转移和复发的风险，有些患者会死于转移或复发引起的并发症。只要不转移复发，乳腺癌就相当于治愈了。人们常说的5年生存率是医生为了统计癌症患者的存活率，比较各种治疗方法的优缺点的指标。

5年生存率系指某种肿瘤经过各种综合治疗后，患者生存5年以上的比例。用5年生存率表达有其一定的科学性。某种肿瘤经过治疗后，有一部分可能出现转移和复发，其中的一部分人可能因肿瘤进入晚期而去世。转移和复发大多发生在根治术后3年之内，少部分发生在根治术后5年之内。5年之后复发的就比较少了。

术后5年之内，一定要巩固治疗，定期检查，防止复发，即使有转移和复发也能及早治疗。所以"5年生存率"不意味着只能活5年，而是意味着已接近治愈。

乳腺癌的5年生存率在所有癌症里位居前列，2018年1月30日，英国顶尖医学杂志《柳叶刀》发表了2000—2014年全球癌症生存率变化趋势监测研究报告，从2004年到2014年，美国乳腺癌五年生存率从86.7%到上升到90.2%，日本从85.9%上升到89.4%，中国也从75.9%到上升到83.2%，虽然与发达国家仍有差距，但差距在缩小。

2018年3月6日，复旦大学附属肿瘤医院发布中国首份8年乳腺癌患者生存率报告，报告显示，从 8 年患者随访数据发现，2008—2015 年期间出院的乳腺癌 0～Ⅲ 期患者 20 085 例，5 年无病生存率为 85.5%。统计数据显示，乳腺原位癌 5 年总生存率可达 97.9%，只需手术无须后续的放化疗，便能实现完全治愈。Ⅱ 期和 Ⅲ 期患者 5 年平均生存率分别为 75% 和 61%。乳腺癌患者的生存期随着肿瘤分期的上升呈现出明显的下降趋势。

乳腺癌的分期根据肿瘤大小、淋巴结转移情况、是否有远处转移来确定，所以能早发现、早治疗非常重要，平时要重视体检，特别是有高危风险的女性。

另外一点，生存期和乳腺癌的分型也有很重要的关系，乳腺癌的分型根据免疫组化来确定，不同分型的乳腺癌治疗方案不一样，患者的生存期也存在差异。复旦大学肿瘤医院的报告指出，在乳腺癌精准治疗时代，单侧直接手术的乳腺癌 0～Ⅲ 期管腔 A 型、管腔 B（HER-2 阴性）型、管腔 B（HER-2 阳性）型、HER-2 过度表达型和三阴性患者 5 年无病生存率分别为 87.3%、85.2%、83.3%、84.7% 和 78.6%。

另外生存期还存在城乡差异，2015 年全国癌症登记中心的数据显示，2003 年到 2005 年城市和农村地区乳腺癌患者的 5 年相对生存率分别为 77.8% 和 55.9%，此差异和农村经济条件差和医疗卫生水平偏低有关。

综上所述，乳腺癌的生存期是多因素作用的产物，主要和乳腺癌的分期和分型相关，当然也和经济条件、医疗水平有关，患者和家属要保持乐观向上的心态争取最好的结果——治愈疾病。

张临风

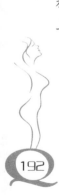

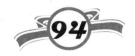

老药会不会变成神药？

有不少研究发现，二甲双胍、阿司匹林之类的老药，竟然发挥着更神奇的作用。它们在乳腺癌中的研究如何呢？

最近几年，治疗乳腺癌的新药层出不穷，主要是内分泌治疗及靶向治疗的一些药物。但是一些老药，比如阿司匹林和二甲双胍，在心脑血管疾病和糖尿病治疗中广泛应用，研究者也发现这2种药物的抗肿瘤活性，以后这2种药能不能在肿瘤领域发挥重要作用呢？

很多研究指出，使用阿司匹林可减低乳腺癌发生的风险，女性规律服用低剂量阿司匹林能降低患乳腺癌的风险。

研究人员的分析结果显示，与没有服用非甾体抗炎药物的女性比较，每周服用3次以上低剂量阿司匹林的女性患乳腺癌的风险下降16%。特别是激素依赖型乳腺癌的风险下降了20%。

也有研究发现在确诊前服用阿司匹林并不能降低乳腺癌的总死亡率及肿瘤特异死亡率，确诊后服用可以改善乳腺癌患者的肿瘤特异死亡率，而对总死亡率无明显影响。所以阿司匹林在乳腺癌的治疗中，地位还是不确定的。而且鉴于阿司匹林本身的药物副作用，并不建议乳腺癌患者常规口服。

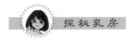
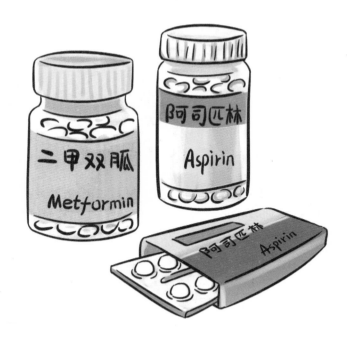

有资料显示，大约 20% 的乳腺癌患者同时患有糖尿病。20世纪 70 年代，迪尔曼教授首先提出在乳腺癌患者中应用苯乙双胍可延缓肿瘤复发及降低第二肿瘤发生率。此后，大量的流行病学、体内外实验表明二甲双胍可降低乳腺癌复发率并提高患者生存率。

二甲双胍及乳腺癌相关研究均局限于乳腺癌合并糖尿病的患者，目前尚无证据提示二甲双胍对非糖尿病患者乳腺癌的效用。将二甲双胍的抗癌作用应用至非糖尿病患者还需要大量临床实验验证。但是我们也可以看到二甲双胍所引起的机体免疫反应及其对乳腺癌干细胞的毒性作用，为乳腺癌的治疗提供了新的机遇。

老树是否能发新芽，老药是否能有新用途，还需要科学家们继续研究。

张临风

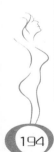

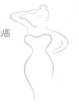

95

会不会有一天，乳腺癌不需要手术了？

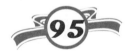
　　仅仅通过药物治疗和放化疗就可以治愈乳腺癌，是不是天方夜谭？前期的各种临床试验正在设计和进行，也许多年后真的可以实现呢。

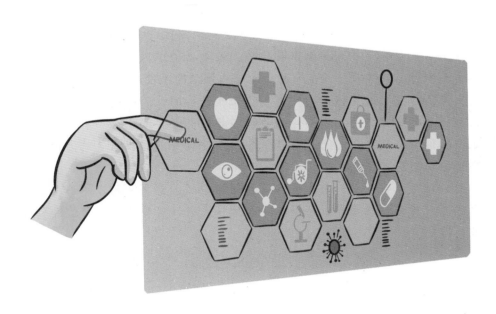

　　乳腺癌发病率呈逐年上升趋势，但大部分乳腺癌患者预后较好，5年无病生存率较高，总生存期相对较长。乳腺癌生存时间延长不仅得益于早诊早治，也得益于治疗手段的进步。

外科手术治疗一直位于乳腺癌治疗的首位，1894 年霍尔斯特德提出乳腺癌根治术，20 世纪 70 年代之后，保留乳房手术联合放射治疗，逐步成为早期乳腺癌治疗的首选。无论是改良根治术，还是保乳手术，抑或是前哨淋巴结活检代替腋窝淋巴结清扫，乳腺癌手术从激进到精准，手术范围越来越小，那会不会有一天，乳腺癌不需要手术了？

要想搞明白这个问题，首先要知道什么是新辅助治疗。新辅助治疗是在手术前进行的治疗，其目的是降期手术：使肿块及腋窝淋巴结缩小，把原来不能手术的缩小至可手术的，把原来不能保乳的缩小至可保乳的。目前新辅助治疗的适应证在逐渐放宽，不仅仅依据临床分期，而是要结合分子分型、临床分期及患者意愿个体化确定。

有些患者对新辅助治疗的反应非常好，尤其是三阴性和 HER-2 扩增型，新辅助治疗后将乳房切除，病理检查没有发现肿瘤残留，这被称为病理完全缓解 (pCR)。达到病理完全缓解的患者的总生存时间 (OS) 也会更长，预示着患者的预后会更好。

因此确定患者是否达到病理完全缓解就很重要了，能不能通过其他方式预测出来，而不是把乳房切除？美国 MD 安德森癌症中心进行的一项前瞻性试验，给予患者新辅助治疗后，通过超声或钼靶定位，对残留的肿块、钙化、影像学异常位置做了细针穿刺和真空辅助旋切活检。对于这些患者，手术似乎不再是一种治疗手段，而是一种检验治疗结果的手段。

目前 MD 安德森癌症中心还有多个正在进行的试验，美国国内也有众多更大规模的临床试验，也在筛选治疗反应好的患者尝试免除手术，英国与荷兰也有相似的研究正在进行。旨在精心挑选的患者中进行高质量的定位活检，以期充分识别患者，避免手术。

也许以后真有那么一天，乳腺外科医生已经不需要做开刀的手术了，早期乳腺癌可以通过化疗等方法治愈，而外科医生只需要进行穿刺活检来检验疗效就行了。

谷元廷　王芳

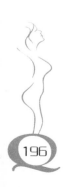

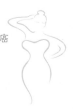

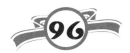

基因检测有什么用？

> 21 基因、70 基因、BRCA 基因、HER-2 基因，医生会给不同的乳腺癌患者推荐做不同的基因检测。

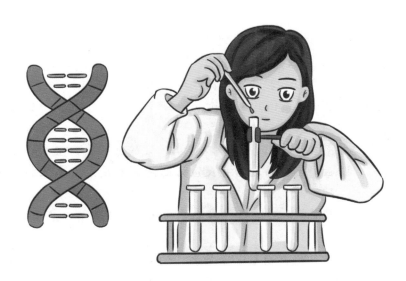

　　乳腺癌患者在手术后，除了做常规的病理、免疫组化病理，有时候医生还会建议做基因检测。其实基因检测的用途非常广泛。目前我们可通过对多种基因或基因谱进行检测，协助判断乳腺癌的发病风险，或帮助评估乳腺癌患者的预后并指导乳腺癌的治疗。

　　(1) 21 基因检测　是指检测乳腺癌肿瘤组织中 21 个相关基因的表达水平，并将检测结果通过计算公式量化为复发风险评分 (RS)，通过 RS 来预测患者远期复发风险及化疗能否获益，辅助临床医生为患者制定系统性辅助治疗方案（化疗＋内分泌治疗还是单纯内分泌治疗）。适用人群为术后淋巴结阴性、激素受体阳性、HER-2 阴性的浸润性乳腺癌患者，如果 RS ＜ 11，建议内分泌治疗（化疗获益甚微，不推荐化疗）。如果 RS ≥ 31，建议内分泌治疗＋化疗（化疗获益较大，推荐化疗）。而中间的分数，医生会根据年龄等因素，建议是否化疗。所以并不是所有的乳腺癌都需要化疗，基因检测可以给予我们更精准的推荐。

（2）70 基因检测　是指检测乳腺癌肿瘤组织中 70 个特异基因的表达水平，为预测预后、复发、转移乃至指导治疗提供信息，最终目的是为患者的个体化治疗提供帮助。适用人群为雌激素受体／孕激素受体阳性，HER-2 阴性，淋巴结阴性或 1～3 个淋巴结阳性的乳腺癌患者。如果乳腺癌 70 基因评估低风险且临床评估也是低风险，那么患者预后最好，仅行内分泌单独治疗即可；70 基因评估高风险且临床评估也是高风险，患者预后最差，在内分泌治疗的基础上需要加上化疗。这种方法和 21 基因比较类似，都是评估预后指导治疗的很好的依据。

（3）BRCA 基因检测　乳腺癌易感基因是一种与遗传性乳腺癌密切相关的基因，一旦 BRCA1/2 基因中的任何一个出了问题（发生基因突变），抑癌作用无法正常发挥，导致癌症发生。中国人群数据显示，女性 BRCA1/2 基因突变携带者 70 岁前乳腺癌累积发生风险分别为 37.9% 和 36.5%；相较一般人群，乳腺癌发病风险提高了 10 倍（3.6%）。

目前指南推荐针对于年轻、三阴或有家族史的乳腺癌患者均行 BRCA 基因检测。此外，BRCA 基因还是影响乳腺癌个体化治疗方案选择的重要生物标志物。

（4）HER-2 基因检测　HER-2 是一种酪氨酸激酶－人类表皮生长因子受体，在 25%～30% 的浸润性乳腺癌患者中有 HER-2 基因扩增和蛋白过度表达，这类乳腺癌浸润性强、生存期短、预后差。但伴随以赫赛汀为代表的一系列抗 HER-2 靶向治疗药物的广泛应用，这类患者的治疗效果已经得到了明显的改善。基于此，2018 年开始使用的最新乳腺癌预后分期中，已将 HER-2 阳性作为预后较好的因子。因此，强烈建议所有的 HER-2 阳性乳腺癌患者均接受HER-2 靶向治疗。

乔晓伟

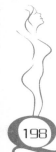

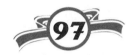

隐匿性癌，你藏哪里了？

有一种乳腺癌，淋巴结转移了，却找不到乳房里的肿块。

在日常生活中，有些患者自我查体发现了腋窝无痛的肿大淋巴结，随后到乳腺专科门诊就诊，经过医生穿刺活检或切开活检证实该肿大淋巴结存在转移并考虑来源于乳腺，但是经过乳腺专科医生查体和全面影像学检查之后，并未发现乳房上存在肿块，这是隐匿性乳腺癌典型的诊疗经过。

早在19世纪，国际著名外科医生霍尔斯特德教授首次对这一罕见类型的乳腺癌进行了报道，报道中详细描述了3例隐匿性乳腺癌患者的病历资料、临床表现和检查结果等，随后，隐匿性乳腺癌的病例开始引起临床医生的关注。

隐匿性乳腺癌并非完全不存在乳腺原发灶。通过对隐匿性乳腺癌患者改良根治术后的标本进行病理检查发现，大约2/3的标本能够检出乳房上存在体积较小的原发灶，并且其中75%的病理类型为浸润性导管癌，仅有1/3的标本未检出乳房原发灶。

隐匿性乳腺癌的诊断水平与影像学检查设备的敏感性有关，随着影像学检查设备的不断更新换代，影像学上能够更有效地检测并定位到乳房上体积较小的原发灶，既往诊断为隐匿性乳腺癌的情况也能够更准确地诊断为原发乳腺癌伴腋窝淋巴结转移，因此，隐匿性乳腺癌的发病率也在逐渐降低。

为何隐匿性乳腺癌存在较小的原发灶甚至没有原发灶却出现了腋窝淋巴结的转移呢？这可能是因为乳腺癌细胞作为一种人体的特异性抗原，能够被机体免疫细胞识别并产生相应的免疫反应，在隐匿性乳腺癌形成的起始阶段，机体的抗肿瘤免疫反应能够控制乳房原发灶肿瘤细胞的生长，然而并不能有

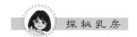

效控制向区域淋巴结转移的肿瘤细胞，最终导致了隐匿性乳腺癌难以发现原发灶而更容易发现转移的淋巴结。

由于其他疾病也会存在腋窝淋巴结肿大为首发症状的情况，这需要我们对这些情况进行鉴别。首先，需要跟隐匿性乳腺癌进行鉴别的是淋巴瘤，其次还需要与肺癌、胃癌、卵巢癌和子宫内膜癌等伴腋窝淋巴结转移的情况相鉴别。

针对腋窝肿大淋巴结活检组织病理证实为转移性腺癌并且体格检查未发现明显乳房肿块的情况，除了需要进行常规的钼靶检查和乳腺超声检查外，乳腺磁共振检查有助检出体积较小的乳房原发灶，但PET-CT检查的必要性仍有待商榷，另外，还需要全身广泛检查进一步排除其他部位原发肿瘤的可能性。

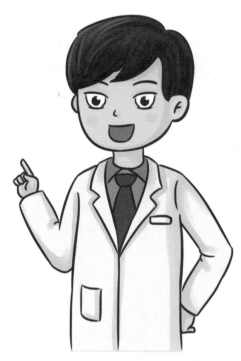

隐匿性乳腺癌的全身治疗策略与一般乳腺癌的一致，可根据腋窝转移淋巴结的病理类型、组织学分级及免疫组化的结果进行综合分析，确定隐匿性乳腺癌的分子分型，根据具体分型进行相应的化疗、内分泌治疗或者靶向治疗。

王永胜　丛斌斌